上颌窦提升术临床精要

Essentials of Maxillary Sinus Augmentation

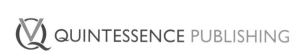

QUINTESSENCE PUBLISHING

Berlin | Chicago | Tokyo
Barcelona | London | Milan | Mexico City | Moscow | Paris | Prague | Seoul | Warsaw
Beijing | Istanbul | Sao Paulo | Zagreb

上颌窦提升术临床精要

Essentials of Maxillary Sinus Augmentation

（法）弗朗西斯·路易斯　主编
（Francis Louise）

（罗）瓦娜·德拉甘
（Oana Dragan）

陈　江　主审

黄文秀　主译

北方联合出版传媒（集团）股份有限公司
辽宁科学技术出版社
沈阳

图文编辑

肖 艳 刘 娜 刘 菲 杨 洋 曹 勇

This is translation of English edition Essentials of Maxillary Sinus Augmentation

By Francis Louise, Oana Dragan

First published by Quintessence Publishing Co. Ltd in 2018

Copyright © 2018

All rights reserved.

©2020，辽宁科学技术出版社。

著作权合同登记号：06-2019第31号。

图书在版编目（CIP）数据

上颌窦提升术临床精要 / （法）弗朗西斯·路易斯
（Francis Louise），（罗）瓦娜·德拉甘（Oana Dragan）主
编；黄文秀主译. —沈阳：辽宁科学技术出版社，2020.6
ISBN 978-7-5591-1544-7

Ⅰ.①上…　Ⅱ.①弗…　②瓦…　③黄…　Ⅲ.①上颌窦—
牙再植　Ⅳ.①R782.12

中国版本图书馆CIP数据核字（2020）第038747号

出版发行：辽宁科学技术出版社
　　　　　（地址：沈阳市和平区十一纬路25号　邮编：110003）
印 刷 者：上海利丰雅高印刷有限公司
经 销 者：各地新华书店
幅面尺寸：210mm×285mm
印　　张：7.5
插　　页：5
字　　数：200千字
出版时间：2020年6月第1版
印刷时间：2020年6月第1次印刷
责任编辑：殷 欣 陈 刚 苏 阳
封面设计：袁　舒
版式设计：袁　舒
责任校对：李　霞

书　　号：ISBN 978-7-5591-1544-7
定　　价：198.00元

投稿热线：024-23280336
邮购热线：024-23280336
E-mail:cyclonechen@126.com
http://www.lnkj.com.cn

序言
Foreword

我很荣幸能为Francis Louise教授和Oana Dragan博士的这本书作序。

近几十年来，牙医学的变化日新月异。新型生物材料和科技促进了新技术与新理念的实施，从而为患者提供了更好的治疗。然而，专业领域中科学和临床信息量过大，也导致了临床医生无章可循。上颌后牙缺牙区行上颌窦提升以适于种植方面就是如此。

20年前，牙医必须从患者自体口外供区取骨移植到上颌窦。这种处理不仅增加了额外的手术（在髂骨或颅骨等供区），同时会使患者感到极为不适且行动不便。基于临床实践和科学研究，这类疗法现已大有改观，采用现代多种技术，大大减少了伤害且缩短了疗程，使患者获益匪浅。

本书实用、有条理并囊括了最新资讯。在书中Francis Louise教授和Oana Dragan博士清晰阐释了上颌窦提升种植这项现代牙科治疗方案的学术及科研基础。他们循循善诱、言简意赅，基于科学洞察和临床应用，为读者揭示了该疗法中多种选择的奥秘。本书的内容逻辑严谨、结构合理，对于任何寻求上颌窦提升最新理念并期望对该疗法有清晰全面认识的专业人士来说，都是完美的指南。这一概念已使全球数百万人的生活质量得到提升。

另外，本书不仅对于专业的牙医来说引人入胜，对于那些仅仅为扩大知识面而阅读的人也是如此，这点实在非同寻常。我以"我很荣幸"作为序言的开场，作为结语我要说，阅读这本优秀的图书并从中学习，将会使每一位牙医都感到荣幸。

Nitzan Bichacho, DMD
牙科医学院教授
以色列，耶路撒冷，希伯来大学

主编简介
About the authors

Francis Louise

Professor and former Chairman at the Department of Periodontology, Head of Postgraduate Studies in Periodontics and Implantology, Faculty of Odontology, Aix-Marseille University, Marseille, France; and Private Practice, Marseille, France.

Professor Louise's latest research focuses on piezosurgery applications in implant dentistry.

Oana Dragan

Faculty of Dentistry, University of Medicine and Pharmacy, Cluj-Napoca, Romania; and Private Practice, Cluj-Napoca, Romania.

Dr Dragan's clinical interests and research focus on Endodontics (PhD), particularly diagnosis and treatment planning considerations for complex oral rehabilitation cases with implant-supported prosthetic restorations.

参编人员
Contributors

Yves Macia

Former Assistant in Oral Surgery, Faculty of Odontology, Aix-Marseille University, Marseille, France; and Private Practice, Marseille, France.

Fabien Vidot

Former Assistant in Periodontology, Faculty of Odontology, Aix-Marseille University, Marseille, France; and Private Practice, Marseille, France.

Xavier Zaehringer

Former Assistant in Periodontology, Faculty of Odontology, Aix-Marseille University, Marseille, France; and Private Practice, Annecy, France.

主审、主译简介
About the Translators

陈　江

教授，主任医师，博士生导师。2000年国家留学基金委员会公派赴美国哈佛大学牙学院和塔夫茨大学新英格兰医学中心访问研究。现任中华口腔医学会常务理事、中华口腔医学会口腔种植专业委员会副主任委员、中华口腔医学会口腔美学专业委员会候任主任委员、中华口腔医学会口腔肿瘤学组成员，福建省口腔医学会会长、福建省口腔医学会口腔种植专业委员会名誉委员，中国医师协会口腔医师分会维权组成员，国际口腔种植学会（ITI）专家组成员。国务院政府特殊津贴享受者，福建省百千万人才工程人选，福建医科大学学科带头人。主持国家自然基金、福建省发改委产业技术开发项目、福建省科技重大科研项目、福建省教育厅重点项目、福建省自然科学基金项目等国家级和省厅级科研课题10余项，获福建省科技进步二等奖1项、福建省医学科技三等奖1项、新型实用与发明专利6项。主编、主译、参编学术专著6部。

黄文秀

副教授，主任医师。现任福建医科大学附属口腔医院种植科主任。兼任中华口腔医学会口腔种植专业委员会委员，中华口腔医学会口腔镇静镇痛专业委员会委员，福建省口腔医学会常务理事，福建省口腔医学会口腔种植专业委员会前任主任委员、现任副主任委员，福建省口腔颌面外科专业委员会委员。国际口腔种植协会（ITI）会员，《国际口腔颌面种植学杂志》中文版副主编。获福建省科技进步二等奖1项、三等奖1项，福建省医学科技三等奖2项，新型实用专利4项。参编学术专著2部，发表国内外学术论文10余篇。

参译人员
Translators

吴　东　周　麟　吴　玲　曹润源　孙丹妮

前言
Preface

**透过愿景与激情构筑学习力，
寻找新的方向。**

撰写科学图书从来都是一种挑战，也是一项重大责任。你要将你的知识和自身的临床经验与科学佐证相关联，并用切实有效、深入浅出的方式分享给读者，必须准确、简明、完整。

在21世纪的绝大多数临床病例中，种植是缺牙修复的"金标准"。近年来，口腔种植比例显著增长，不仅因为种植体骨结合的极大益处，同样也源于患者对种植疗法的认知、需要和诉求。这带动了种植牙行业的急速发展，同时伴随着外科技术及种植体表面处理、涂层、设计和修复组件的显著进步。另外，我们也必须意识到，由于越来越多的患者和牙医依赖互联网及其他媒体获得关于种植治疗的信息，他们会因为媒体市场营销手段而产生不切实际的期望；同时，我们建议牙医参加进阶培训并获取可靠的信息来源，使种植手术结果可控、循证严谨，并获得长期的成功。

基于这些考虑，我们希望本书能为所有在牙科领域的工作者（口腔科学生、研究生、普通牙医和专科医生）提供帮助，对上颌后牙缺失上颌窦提升种植修复方面提供一个宝贵可靠的信息来源。我们的愿景是，让此书成为简明易懂、全面完整、人手一册的临床图书，每位牙医都能用它来作为制订治疗计划、进行上颌窦提升治疗的临床指导。

分享我们的知识以及对方向的感知是我们的信念；而为本书提供电子学习框架无疑将对此起到及时的促进作用。我们决定选用多媒体出版物，相信这会比我们习以为常的传统学习模式给我们带来更大的动力，并会使我们更靠近读者。这让我们有机会深入思考教育和科学所取得的进展，并开始关注它们今后的走向。

Francis Louise　　　　　　**Oana Dragan**

2017年5月

目录
Contents

第5章

穿牙槽嵴顶上颌窦底提升术
The crestal approach technique 71

第6章

术前风险评估和术后护理
Preoperative risk assessment and postoperative care 95

参考文献 110

第1章　上颌窦提升的一般考量

Sinus augmentation: General considerations

1

上颌窦提升的一般考量

萎缩的上颌后牙区种植治疗常常需要行上颌窦提升。外科技术的最新进展使得上颌窦提升术已成为能够成功开展的常规手术，这一技术的应用可使由于上颌窦气化和牙槽嵴萎缩导致的骨量不足的上颌后牙缺牙区能够安全地植入种植体。

当考虑在萎缩上颌后牙区选择其他方式种植治疗时（不需要窦底骨增量的短种植体），应将种植体的生存率考虑在内。据Barone等（2011）报道，如果将上颌窦提升后植入种植体与未行骨增量植入种植体（如使用短种植体）的生存率进行比较，会发现未行骨增量种植体有更高的生存率（上颌窦提升后种植体的生存率为86%，而直接种植在原剩余骨中的种植体生存率为96%）。

这些结果说明了种植体植入于原剩余骨中有更少的并发症，这可能是因为上颌窦底植骨区骨密度更低。然而，与常规长度种植体一样，短种植体在即刻负载和1年后同样有种植体边缘骨丧失（Monje等，2014）。此外，非夹板式后牙短种植体比夹板式短种植体成功率更低，而且男性患者短于10mm长度种植体的非夹板式种植体失败率更高（Mendoncxa等，2014）。另一方面，如果拔牙后，用骨移植材料对上颌磨牙牙槽窝进行位点保存［先进的拔牙疗法（AET）］，则会有更高的剩余牙槽骨，这常常可以避免行上颌窦提升术（图1-1～图1-7）（Rasperini等，2010）。

自从Tatum（1986）第一次描述如何进行上颌窦提升以来，该技术已进行了许多的改进（如：X线片和CT扫描，手工和超声器械，窦底植入生物材料，以及经侧壁或者牙槽嵴顶技术）使得用不同的上颌窦提升方法均有很高的成功率。

上颌窦骨增量后修复上颌后牙区牙缺失，目前有两种治疗方法：同期或延期种植体植入。同期种植方法减少了手术的次数、治疗的时间以及费用，其成功需要有足够的剩余骨高度（RBH），一般推荐高度至少5mm。这一数值虽然是1989年（Kent和Block）首次提出，且存有骨密度不同，但它仍然是有应用价值的。

两阶段延期种植方法，有利于临床医生进行备孔和植入种植体，同时控制好植骨区种植体稳定性。

使用短种植体（＜7mm）替代上颌窦提升也是一种解决方案。近期的一项系统回顾（Esposito等，2014）提出，目前尚不清楚剩余牙槽嵴高度在4～9mm行上颌窦提升与无须剩余牙槽骨骨增量植入短种植体（5～8mm）相比，种植的成功率更高还是更低。基于笔者目前的经验，对有特殊的上颌窦解剖或有全身禁忌证，当时不能进行成功的上颌窦提升的病例必须使用短种植体。

治疗计划中，包括常规上颌窦骨增量之前，所有这些观察指标都必须考虑在内。上颌窦提升两种可能的方法概述如下。

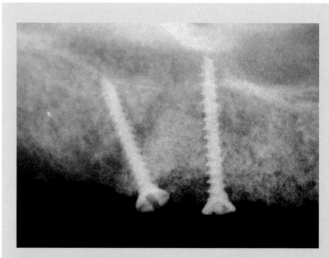

图1-5　5个月时口内X线片。

牙槽窝位点保存

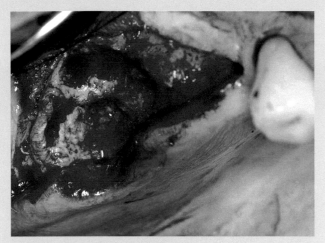

图1-1 牙完全拔除后的牙槽。

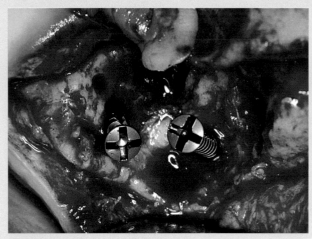

图1-2 Tekka螺钉为骨移植材料搭建一个持续、稳定的空间。

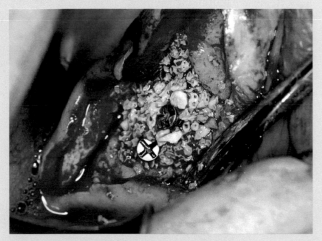

图1-3 牙槽窝充填Bio-Oss骨粉（大颗粒；Geistlich）。

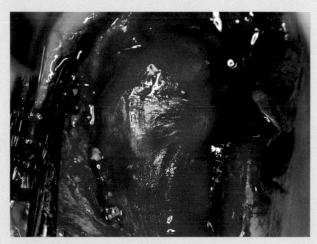

图1-4 该位点盖上一Bio-Gide（Geistlich）胶原膜。

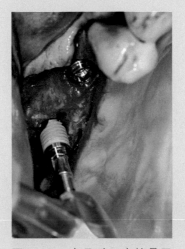

图1-6 9个月时，在植骨区植入3颗种植体（Brånemark MkⅢ；Nobel Biocare）。

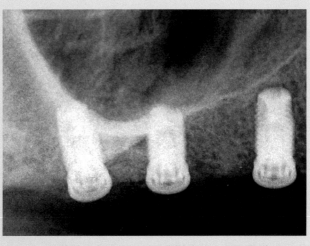

图1-7 种植体骨结合后口内X线影像（上颌窦骨增量13个月后）。

侧壁开窗法

侧壁开窗法是指在上颌窦侧壁钻孔形成一个骨窗，同时提升上颌窦底黏膜，将骨粉填入上颌窦底，随后可选择同期种植体植入（图1-8～图1-16）或者延期种植体植入（图1-17～图1-24）。

侧壁开窗法和同期种植

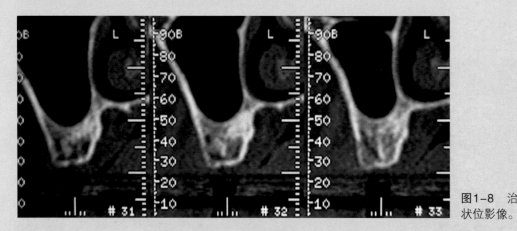

图1-8　治疗前右侧上颌窦CBCT冠状位影像。

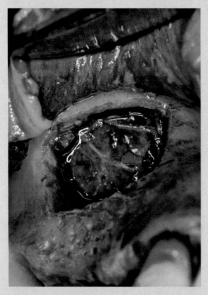

图1-9a　骨窗去除后可见完整上颌窦黏膜。

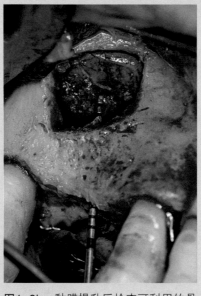

图1-9b　黏膜提升后检查可利用的骨高度。

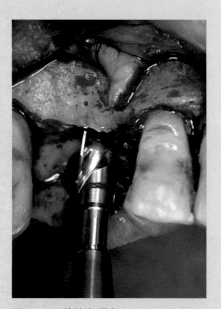

图1-10　种植窝预备。

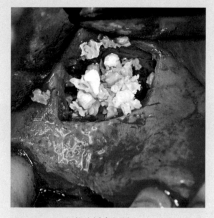

图1-11 生物材料充填上颌窦（Bio-Oss，大颗粒；Geistlich）。

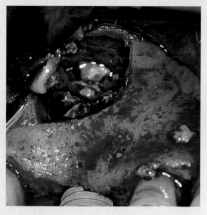

图1-12 植入种植体（Brånemark MkⅢ，11.5mm×5mm；Nobel Biocare）。

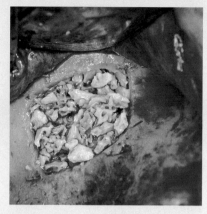

图1-13 在植入种植体后，用生物材料填满剩余空腔。

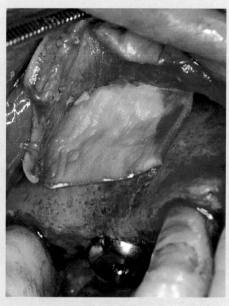

图1-14 胶原膜（Bio-Gide；Geistlich）覆盖骨窗，保护植骨区。

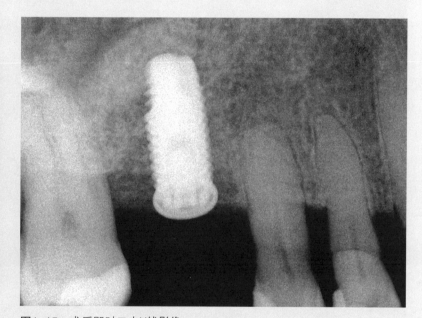

图1-15 术后即时口内X线影像。

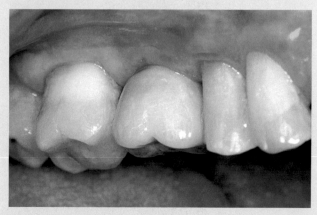

图1-16 最终的修复体与周围软组织（术后1年）。

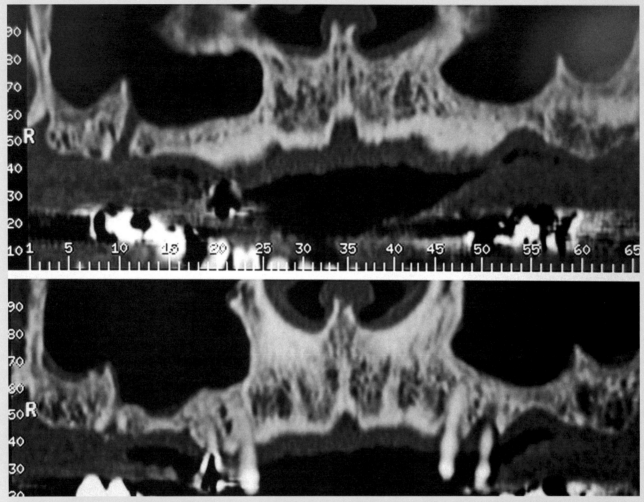

图1-17　上颌窦的初始影像（CBCT全景片）。

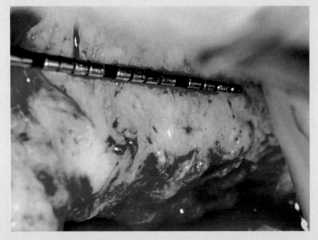

图1-18　上颌窦骨壁上测量，进行骨窗的定位和设计。

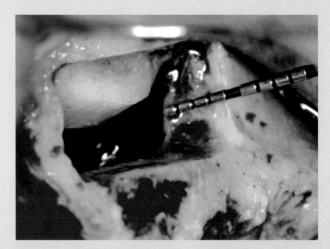

图1-19　上颌窦黏膜剥离、提升后，将骨窗向内上推。

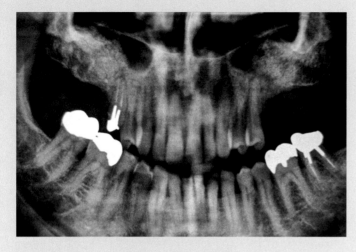

图1-20 术后4个月全景片（双侧上颌窦提升后）。

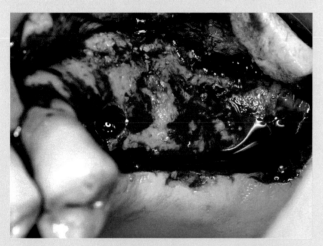

图1-21 上颌左侧上颌窦提升后4个月进行种植窝的预备。

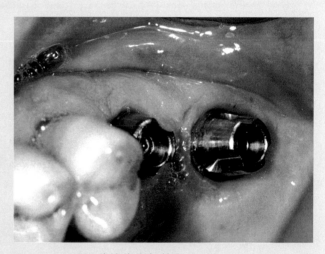

图1-22 两颗种植体修复基台（Brånemark MkIII，11.5mm×5mm；Nobel Biocare）。

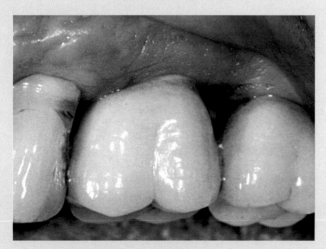

图1-23 最终的修复效果（法国马赛私人诊所B. Buffa-Louise博士提供）。

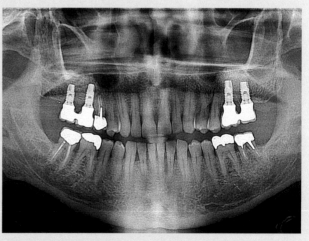

图1-24 治疗结束后1年的全景片。

穿牙槽嵴顶法

穿牙槽嵴顶法是指经剩余牙槽嵴钻孔直达上颌窦黏膜，接着行"盲法"黏膜提升的方法。当使用这一方法时，通常同期行种植体植入（图1-25～图1-30）。

手术结果可预测性的前提条件

一些临床医生可能觉得上颌窦提升结果较难预期，这可能是因为他们不熟悉上颌窦的解剖；并且他们主要关心的是牙齿和口腔环境。而在每日实践操作中拔除与上颌窦关系密切的上颌第一磨牙，可遇到同样的困难。

在这种情况下，学习和掌握上颌窦的解剖可能是避免并发症和获得可预期的外科手术结果最重要的前提条件。除此之外，还要全面了解上颌窦病理知识、精确判读X线影像和计算机断层扫描/锥形束计算机断层扫描（CT/CBCT），以及全面系统地掌握高效的手术器械的使用。

全面掌握上颌窦解剖标志和神经血管分布，使临床牙医能获得良好的空间定位，并能准确地规划出骨窗的位置和预测上颌窦底黏膜的可增骨量。当禁忌侧壁开窗时，能更好地控制牙槽嵴顶的钻孔。

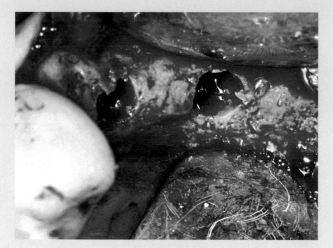

图1-25 翻起小的全厚瓣制备种植窝。

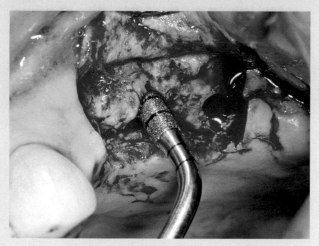

图1-26 种植区通过无创超声器械钻孔至上颌窦底黏膜。

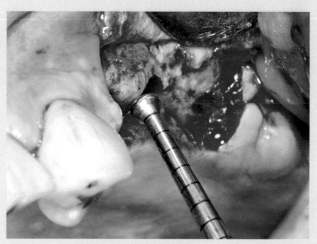

图1-27 水压力进行上颌窦底黏膜的分离和提升（内提TKW5工作尖；Acteon）。

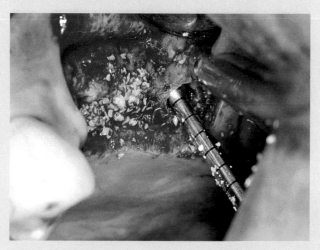

图1-28 骨移植材料（小颗粒）通过种植窝植入在上颌窦。

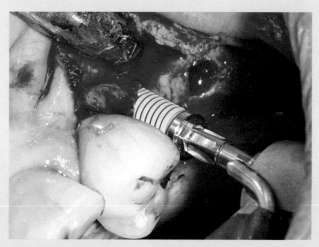

图1-29 植入第一颗种植体（Brånemark MkⅢ，11.5mm×5mm；Nobel Biocare）。

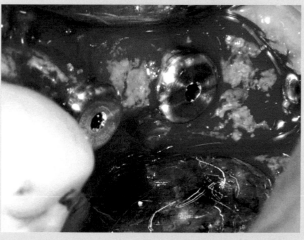

图1-30 术区缝合前植入3颗种植体（Brånemark MkⅢ，11.5mm×5mm；Nobel Biocare）并就位。

第2章　解剖标志：术前评估

Anatomical landmarks: Preoperative evaluation

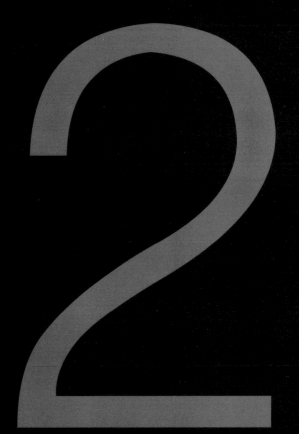

解剖标志：术前评估

上颌窦提升是用于增加萎缩上颌后牙区剩余牙槽骨高度的可预期技术（Wallace和Froum，2003）。然而，为达到这一可预期效果以及避免外科失败和并发症，应将某些解剖困难考虑在内。

全景片再加上计算机断层扫描（CT）或者锥形束计算机断层扫描（CBCT），这些是制订所有上颌窦提升计划前必须要有的影像学检查。

临床上和CT/CBCT影像中必须观察以下几点：

- 剩余骨高度（RBH）和宽度。
- 上颌窦底解剖和骨间隔。
- 可用的修复空间。
- 血运。
- 窦壁厚度。
- 上颌窦宽度。
- 上颌窦高度和窦开口位置。
- 上颌窦底皮质化程度。
- 上颌窦黏膜厚度。

剩余骨高度（RBH）和宽度

通常可以由CT扫描的横断（冠状）切面和全景切面影像对计划植入种植体区域的剩余牙槽嵴高度和宽度进行评估（图2-1）。剩余骨高度（RBH）分类（Jensen等，1998）如下：

- A类：骨高度≥10mm：无须行上颌窦提升，可以同期植入种植体（图2-2和图2-3）。
- B类：骨高度7~9mm：小的骨增量手术（穿牙槽嵴法）进行窦底提升并同期植入种植体（图2-4和图2-5）。
- C类：骨高度4~6mm：需行侧壁开窗上颌窦提升，同期或延期植入种植体（图2-6和图2-7）。
- D类：骨高度1~3mm：通常需采用侧壁开窗上颌窦提升两阶段法，种植体植入不与上颌窦提升同期进行（图2-8~图2-11）。

对于C类剩余骨高度（RBH），预期种植体能有良好的初期稳定性，可以行侧壁开窗上颌窦提升同期植入种植体。在有良好的解剖和临床条件下，也可以选择穿牙槽嵴上颌窦提升（见第5章）。

就发生率而言，对于D类有12%的病例剩余牙槽骨高度<5mm（Nimigean等，2008）。Jensen分类（Jensen等，1998）可能会显得陈旧过时，但它依然是治疗计划中可预期性、长期成功很好的参考。

剩余骨高度（RBH）：CBCT分类

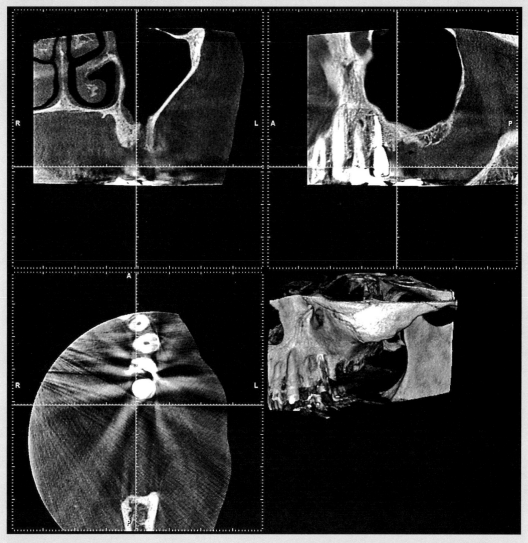

图2-1　左侧上颌骨CBCT影像，RBH 4.5~7mm，良好的解剖支持上颌窦提升以替代短种植体。

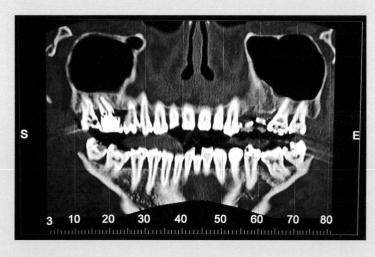

图2-2　A类，RBH≥10mm：CT全景切面影像。

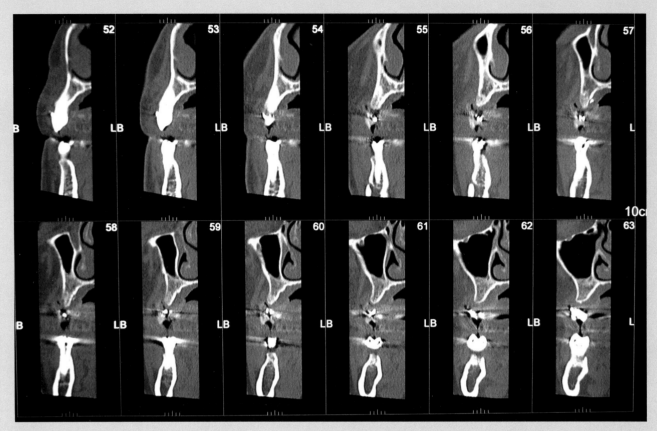

图2-3　A类，RBH≥10mm：CT冠状面影像。

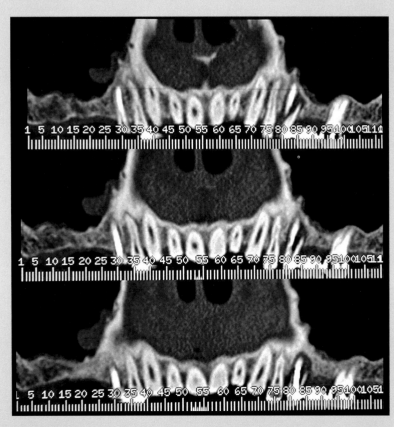

图2-4　B类，RBH 7~9mm：CT全景切面影像。

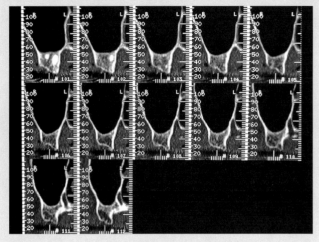

图2-5 B类，RBH 7～9mm：CT冠状面影像。

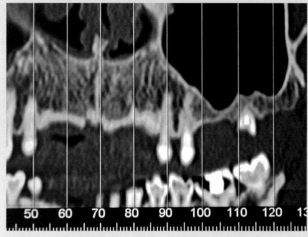

图2-6 C类，RBH 4～6mm：CT全景切面影像。

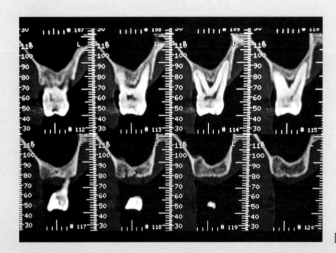

图2-7 C类，RBH 4～6mm：CT冠状面影像。

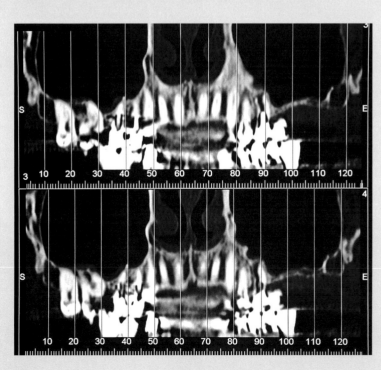

图2-8 D类，CT全景切面影像：剩余牙槽嵴约3mm或更低。

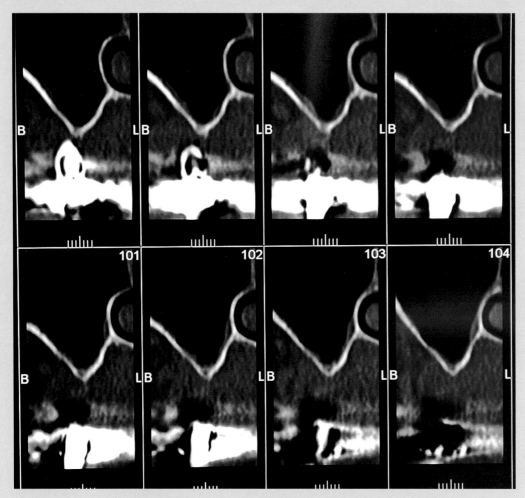

图2-9　D类：CT冠状面影像。

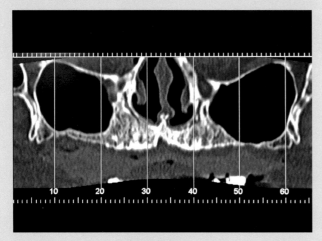

图2-10　D类：CT正面观影像。

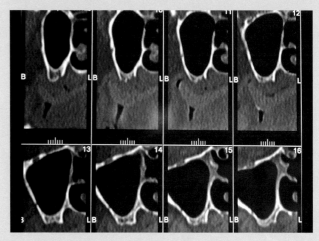

图2-11　D类：CT冠状面影像。

上颌窦底解剖和骨间隔

上颌窦底由上颌骨的牙槽突组成。上颌窦底的形态可能是平坦型、曲面型、双凹型或三凹型。相邻牙根尖可能会穿通上颌窦底，窦底可能存在不同形状和大小的骨间隔。

随着年龄的增长，上颌窦有气化的自然趋势，常引起骨的改建、上颌窦底自然的骨吸收，以及上颌后牙牙根周围骨裂开。因此，邻近牙根的上颌窦底有时可能出现穿通。

通常上颌第二磨牙离上颌窦底更近。在这种情况下，应注意避免手术过程中发生根部感染或者黏膜穿孔（图2-12和图2-13以及视频2-1）。

根据Toscano（2010）和Pommer等（2012）的统计，有30%的病例常存在上颌窦骨间隔，而Cortes等（2012）统计为32.5%（图2-14）。

对于完善的治疗计划，CT或CBCT影像对骨间隔的存在、定位以及解剖是必要的检查项目。用二维的全景片诊断上颌窦骨间隔有29%的病例会产生不正确的结果（Pommer等，2012）。

在这些特殊的情况下，种植体的大小、形状和骨窗的位置，以及从骨壁上剥离上颌窦黏膜都要小心地设计和操作（图2-15～图2-17）。

由于骨间隔的形态、大小以及位置，有时禁用侧壁开窗法，因为它会造成上颌窦黏膜破裂。根据种植的治疗计划，上颌窦黏膜提升受限制，可沿着间隔局部提升，或在骨间隔两侧做侧壁开窗，也可切除骨间隔（用特殊刀头的超声骨刀）以降低黏膜破裂的风险。

对于黏膜提升同样重要的是，上颌窦底与侧壁和内壁之间的夹角。这些夹角可以通过CBCT冠状面影像进行测量。尖锐或狭窄的内壁夹角增加了黏膜提升的难度，同样上颌窦底与侧壁间狭窄的夹角也会增加提升难度，而尖锐的内壁夹角通常是最困难的。

上颌后牙缺失导致剩余牙槽嵴快速吸收（包括高度和宽度），以及上颌窦进一步气化导致种植区域骨量减少。

视频2-1 经眶底（"干颅骨"）内窥镜上颌窦摄影。这个视频展示由眶底观察上颌窦，即在眶底备孔，然后利用内窥镜从此孔进入观察上颌窦内部。

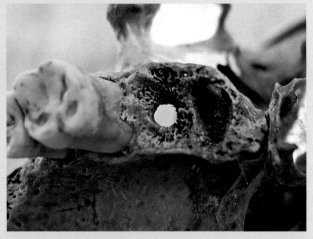

图2-12a 上颌窦底穿孔与磨牙牙根的存在有关：直接观察（"干颅骨"）。

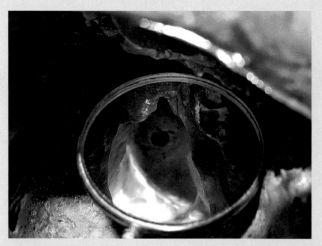

图2-12b 内部观察见上颌窦顶同一穿孔（"干颅骨"）。

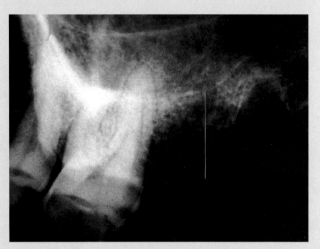

图2-12c 同一上颌窦底穿孔的影像（箭头示）。

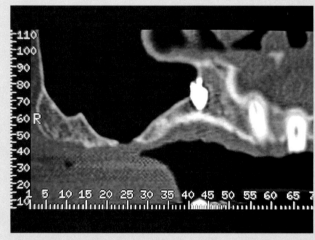

图2-13a CT扫描显示上颌窦底穿孔与先前的第一磨牙根尖有关（全景切面）。

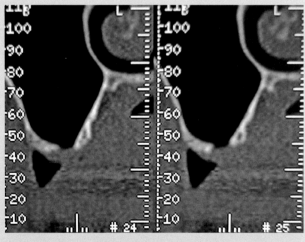

图2-13b 同一上颌窦底穿孔的CT冠状面影像。

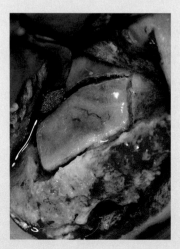

图2-13c 临床观察上颌窦底穿孔并切出骨窗。

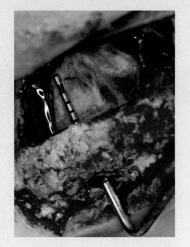

图2-13d 黏膜提升后，用牙周探针证实窦底的穿孔。

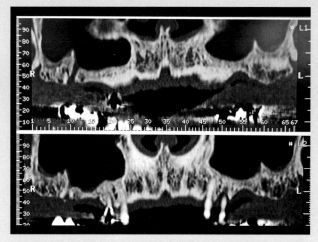

图2-14 CT影像显示双侧上颌窦间隔以及一侧颊侧上颌窦穿孔（全景观）。

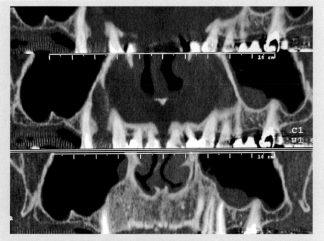

图2-15a 上颌窦骨间隔干扰骨窗设计（CT全景切面影像）。

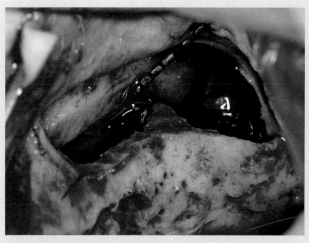

图2-15b 临床观察上颌窦底黏膜提升后相同的骨间隔。

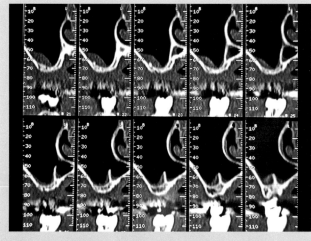

图2-16 尖而薄的上颌窦骨间隔（CBCT冠状面影像）。

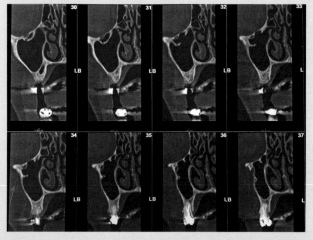

图2-17 矢状向的上颌窦骨间隔（箭头示）（CBCT冠状面影像）。

可用的修复空间

可用的修复空间是指从牙槽嵴到对颌牙咬合面的距离。它可能是：

- 降低：<8mm；这可能由对颌牙伸长导致，这种病例也要对对颌牙弓进行处理。
- 正常：9~10mm。
- 增加：12mm；从生物力学的观点看，当选择合适大小的种植体来支持修复体负载时，应该记住这个值。
- 过度：>15mm；这时通常需要同时行牙槽嵴和上颌窦骨增量，以增加骨高度和降低修复空间，达到一个合理的值（图2-18）。

修复体空间分析

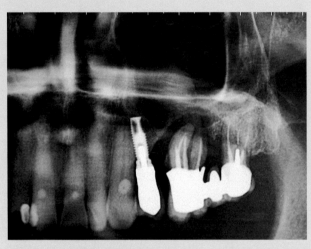

图2-18a　全景片显示修复体空间增加，这种情况表明需要通过骨移植材料行上颌窦提升。

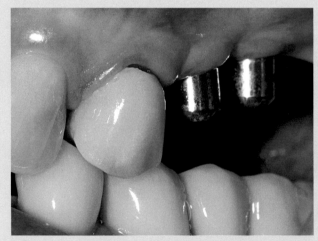

图2-18b　未能有效地评估修复空间导致修复体的结构和美学效果不佳。

血运

与上颌窦骨增量手术相关的主要血管有两条：
- 上牙槽后动脉（PSAA；在远端区域）。
- 眶下动脉（IOA；在前方区域）。

在行上颌窦提升手术时，主要关注的是这两条血管间的吻合支：上颌窦内动脉（AAA；牙槽窦动脉）（病例中出现率62%）（Toscano等，2010）。该动脉为上颌窦外侧壁和上颌窦黏骨膜提供血供（图2-19）。上颌窦内动脉（AAA）的精确位置应用CT/CBCT影像进行确定。它通常距离尚未吸收的上颌牙槽嵴顶18mm处（Testori等，2008）。

上颌窦内动脉（AAA）的可能位置：
- 位于骨内（骨皮质内）（图2-20和图2-21）。
- 部分位于骨内（通常位于面向上颌窦腔的凹槽中）（图2-22a）。
- 位于骨壁表面（即在上颌皮质骨与上颌窦黏骨膜之间）（图2-22b）。

CBCT的轴向或冠状面的影像都可以检测AAA的位置和直径，但它更易见于冠状面影像。大多数情况下，上颌窦内动脉（AAA）位于上颌第一磨牙侧面的骨内，约50%病例的X线影像中可见该动脉（Ellian等，2005；Mardinger等，2007；Rysz等，2014）。如果CT影像中骨内未见上颌窦内动脉，在行与上颌窦黏膜相接的上颌窦外侧壁骨皮质切开时要小心操作。

AAA的直径通常比较小，但在一些病例中它可能较大，直径可达2mm，这种病例要特别小心。AAA的直径分布：
- 1~2mm（10%）。
- 1mm（50%）。
- ＜1mm（40%）。

在设计和行上颌窦提升手术时必须小心处理这一血管（AAA），以防出血并发症。它在骨移植材料血运以及上颌窦底黏膜提升后的愈合中起着重要作用（Ella等，2008；Rosano等，2009；Taschieri和Rosano，2010；Rosano等，2011）。

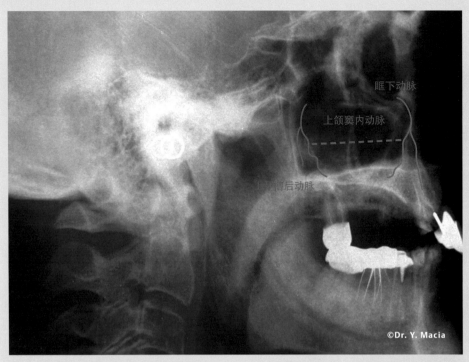

图2-19 上颌窦血供：上颌窦内动脉（AAA）位于眶下动脉（IOA）与上牙槽后动脉（PSAA）之间。

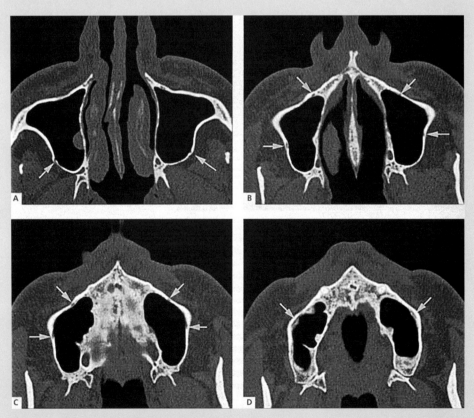

图2-20 通过CT轴向影像分析AAA的存在和位置。

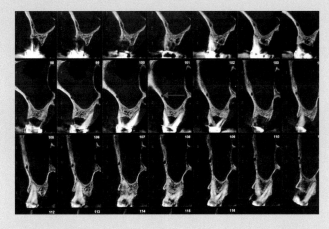

图2-21 通常可在CT冠状面影像中确定AAA精确位置。

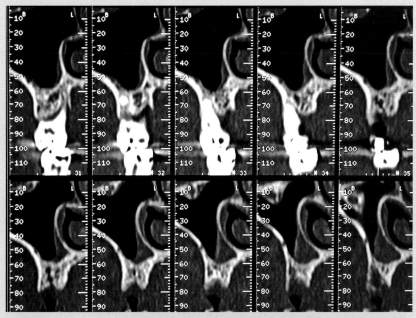

图2-22a CT冠状面影像：AAA部分位于骨内（上方为左侧）以及完全位于骨内（下方为右侧）。

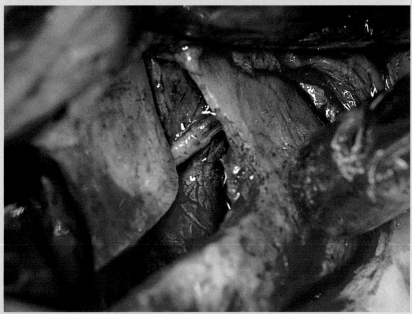

图2-22b 术中视图：AAA位于骨皮质与上颌窦黏骨膜之间。

窦壁厚度

术前对窦壁厚度进行准确的评估非常重要，有利于控制骨皮质切开术的深度，以避免对窦黏膜的影响。

CT/CBCT冠状面影像上可以测量窦壁厚度。如果AAA在骨皮质内走行，就可在冠状面影像中观察到，从而可根据现有的解剖结构进行骨窗的设计。

大多数情况下，侧壁厚度测量在1～2mm之间（图2-23）（Blus等，2008）。窦侧壁厚度存有解剖差异，有的窦侧壁非常薄（＜1mm），有的窦侧壁非常厚（＞5mm）（图2-24）。

侧壁的厚度从第二前磨牙到第二磨牙有逐渐增厚的趋势。天然牙相邻的缺牙区牙槽嵴的剩余骨高度（RBH）以及年龄都会对窦壁厚度产生影响（Monje等，2014）。

窦壁厚度

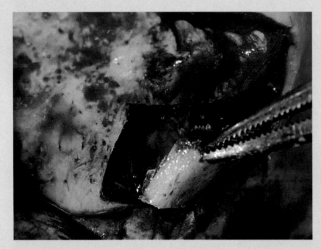

图2-23 常规厚度（1～2mm）骨窗移除。

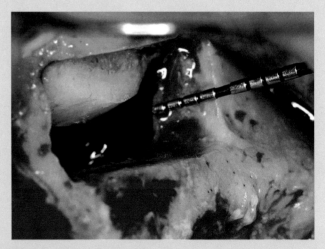

图2-24 窦壁非常厚的病例（4～5mm）。

上颌窦宽度

上颌窦宽度是指窦腔内外壁间测量的距离。通常上颌窦在后牙区较前牙区宽（图2-25和视频2-1）。窦壁间的空间越小，再生将越快且越重要，因为周围的骨壁参与了大部分的骨再生（图2-26）。

当上颌窦黏膜提升时，骨膜也一起上提，这样骨壁暴露、出血有利于骨再生。

上颌窦底内壁和侧壁间的夹角也很重要。尤其在黏膜薄的情况下，这些夹角越窄、越尖，上颌窦黏膜剥离就越困难（图2-26）。无尖锐、狭窄的夹角有利于上颌窦底黏膜提升。

上颌窦底与周围骨壁的夹角在上颌第二前磨牙区较上颌磨牙区尖锐。上颌第一磨牙区比上颌第二磨牙区的夹角更尖锐（Velloso，2006）。因此，上颌第二前磨牙区提升上颌窦黏膜最为困难，而在上颌第一磨牙区相对更容易（图2-27和图2-28）。

上颌窦宽度

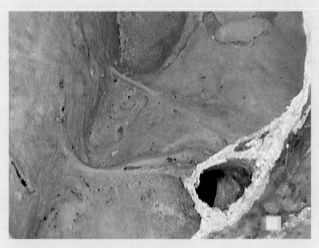

图2-25 "干颅骨"：上颌窦在后牙区更宽（影像的顶端）。

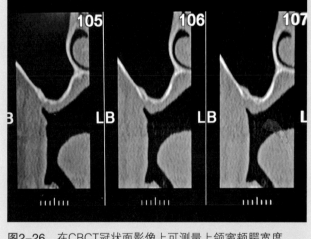

图2-26 在CBCT冠状面影像上可测量上颌窦颊腭宽度。

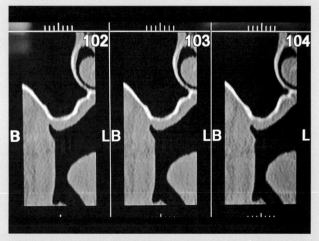

图2-27 狭窄尖锐的内壁夹角（CBCT冠状面影像）。

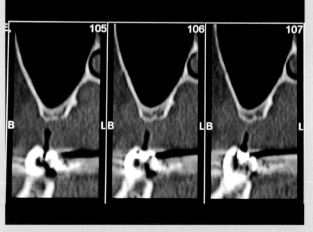

图2-28 CBCT显示一个有利的上颌窦底解剖：无上颌窦骨间隔存在，夹角宽而平滑。

上颌窦高度和窦开口位置

在计划行上颌窦底黏膜提升时，必须将现有的RBH和选择的种植体长度与上颌窦解剖高度的相关性考虑在内。上颌窦最大的头尾向距离是在上颌第二磨牙的远中侧，其次是在上颌第二磨牙的近中侧（Hamdy和Abdel-Wahed，2014）。

即使存在一个解剖障碍（例如狭窄的侧壁或内壁夹角、开口或者非生理性的黏膜厚度），一个较大的上颌窦解剖高度能允许上颌窦黏膜在没有达到这些关键结构下提升，并能承担风险。如前面提到

的，上颌窦底附近存在一个尖锐的夹角会增加黏膜提升的风险。由于有时候解剖障碍的位置会限制黏膜的提升，因而需要根据RBH（种植需要的提升高度）来决定。

上颌窦内侧壁朝向鼻腔，上颌窦与鼻腔通过位于内侧壁后上方自然的窦口相通（图2-29和图2-30）。假如上颌骨严重萎缩，分离上颌窦黏膜时应避开窦开口，目的是确保上颌窦与鼻腔之间的引流通畅（Nimigean等，2008；Testori，2010）。

上颌窦高度和窦开口位置

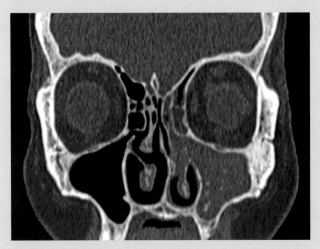

图2-29　CBCT前面观显示：上颌窦前部；注意窦开口位置较高。

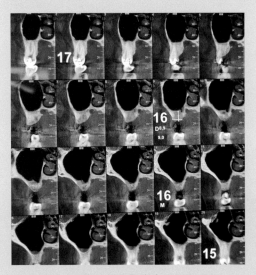

图2-30b　CT的冠状面影像中可见窦开口。

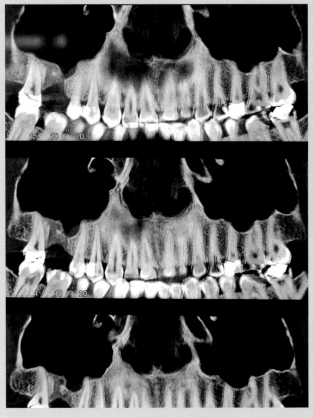

图2-30a　CBCT全景切面影像中可见窦开口。

剩余骨的皮质形成

剩余骨高度、密度以及皮质形成都可以在CBCT的全景切面和冠状面影像中观测到。根据剩余骨高度（RBH），可以决定在上颌窦提升时是否同期植入种植体。

从这个意义上说，RBH<5mm时，如果有合适的骨条件，也可以考虑上颌窦提升与种植体植入同期进行。

新鲜的或外伤拔牙创口，以及口腔感染的炎性纤维或肉芽组织都可能妨碍牙槽嵴骨皮质形成，并且造成黏膜分离的困难。假如上颌窦底或牙槽嵴骨皮质化差，黏膜可能穿入骨小梁中，并造成黏膜（上颌窦）剥离的困难。同理，拔牙术后良好的上颌窦底骨皮质形成可以是黏膜提升成功的有利表征（图2-28）。

 视频2-2　上颌窦的水平位重建。这些CBCT扫描展示全面形象化的上颌窦三维解剖及其水平位边界。播放该视频观测水平位上颌窦。

上颌窦黏膜厚度

上颌窦黏膜厚度是变化的，存在很大的个体间差异，从0.3~1.3mm（Aimetti等，2008）到0.16~34.61mm（Janner等，2011）。不同部位的上颌窦黏膜的厚度也不同（Janner等，2011）。病理状态下像鼻窦炎或过敏症造成的炎症，可导致上颌窦黏膜增厚。根据我们的临床经验，吸烟者有更厚的上颌窦黏膜（图2-31和图2-32）。

所有这些特定的解剖要点都必须在CBCT扫描的全景、轴位以及冠状位影像中加以检查，并且在设计上颌窦提升和种植体植入前将其考虑在内（图2-33；视频2-2和视频2-3）（Shanbhag等，2014）。

 视频2-3　上颌窦的冠状位重建。这些CBCT扫描为上颌窦手术提供了准确且最重要的冠状面解剖标志视图。观看视频以探索冠状面上颌窦。

上颌窦黏膜厚度

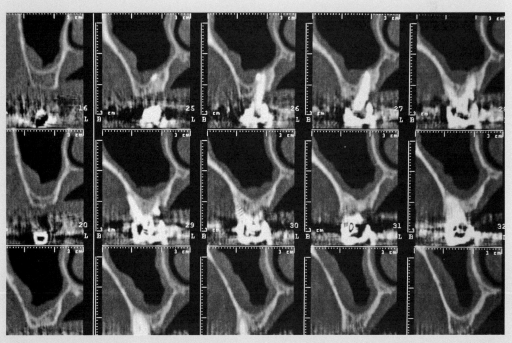

图2-31　CBCT显示厚的上颌窦黏膜（冠状面）。

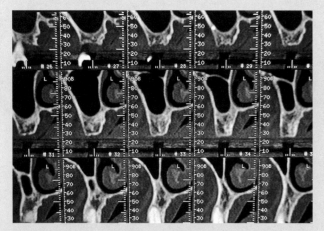

图2-32a CBCT显示薄的上颌窦黏膜（冠状面）。

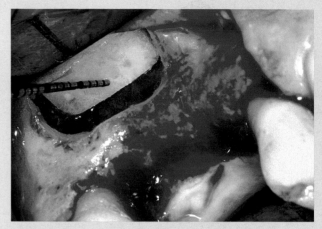

图2-32b 临床见CT扫描显示的薄上颌窦黏膜。

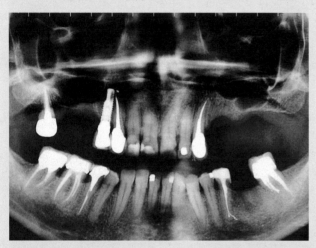

图2-33a 全景片不能提供上颌窦解剖的精确信息（图2-33b～图2-33d展示的是此临床病例的CBCT影像）。

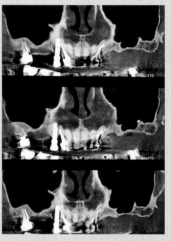

图2-33b CBCT全景切面显示RBH和骨间隔。

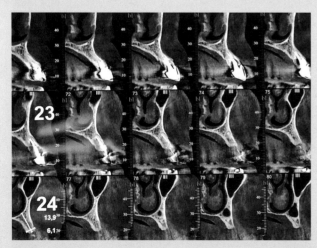

图2-33c 左侧上颌窦前部的CBCT冠状面影像。对左上第一前磨牙处的剩余骨高度和宽度进行测量。

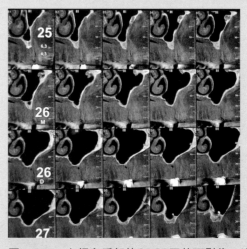

图2-33d 上颌窦后部的CBCT冠状面影像。注意与前部相比其颊腭间距离较宽。

第3章　器械和生物材料

Instruments and biomaterials

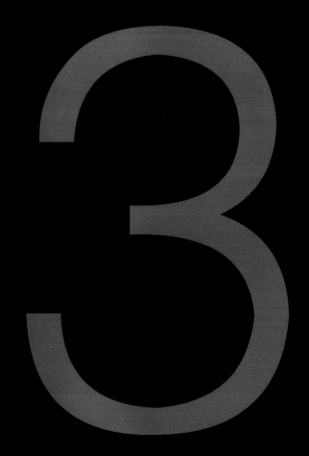

器械和生物材料

在学习上颌窦提升术之前，必须要了解其所应用的生物材料和器械。临床医生手术时，可依据解剖条件考量、材料和器械，选择适当的提升技术，超声方法因其具有安全性、可预测性和较低的术中并发症发生率而得到强力推荐。

当今超声设备普遍应用于上颌窦提升，不论是侧壁开窗法还是穿牙槽嵴顶法。以前的文献中经常提到使用超声技术需要更多的手术时间，不过由于这项技术的快速发展，现在这种情况已不复存在。

在实施上颌窦提升术时，不论临床医生选择机械技术还是超声技术、侧壁开窗法还是穿牙槽嵴顶法，都要有一些必备的器械。

机械技术常规手术的器械

- 球钻：金刚砂球钻（较小的损伤）或钨钢球钻。为了提供良好的临床视角，在用球钻开窗时需要钻出比球钻钻头直径更大的骨窗。这种技术的缺点是会对危及上颌窦黏膜的完整性造成高风险（图3-1~图3-6）。
- 环形骨锯：比较少应用于上颌窦侧壁或窦底的骨皮质切开（图3-7）。
- 外科锤：用于穿牙槽嵴技术。
- 窦提升Summers骨凿（如Aesculap）：Summers（1994）提出用于穿牙槽嵴顶提升法，临床医生仍将其常规用于上颌窦提升中（图3-8）。
- 骨凿。
- 特殊刮匙：Mills刮匙、Stiller刮匙（新推出的更薄的刮匙）（图3-9~图3-16）。
- 骨固定微螺钉（如Tekka）：在取出骨窗并进行上置法植骨时使用（图3-17）。这种微螺钉用于固定移植骨，用于垂直或水平的牙槽嵴骨增量（详见第4章）。
- 复合型机械工具：用于特殊的穿牙槽嵴上颌窦底黏膜提升方法，例如"球囊提升术"（如Meisinger）以及新的上颌窦提升系统（创新的种植技术）（详见第5章）。

机械技术器械

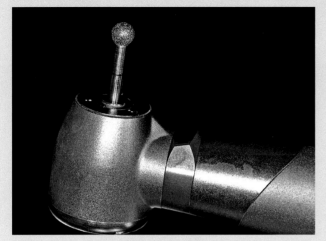

图3-1 金刚砂球钻（直径1.8mm）。

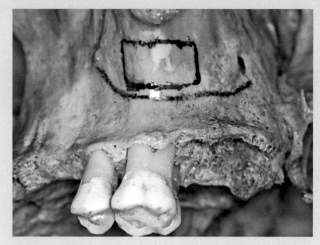

图3-2 标出骨窗的位置（"干颅骨"），黑色线示上颌窦底。

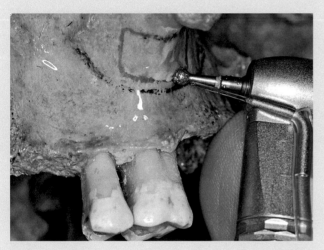

图3-3 开窗时以牙槽嵴顶为支点，以使骨皮质切开操作时获得更高的精确度。

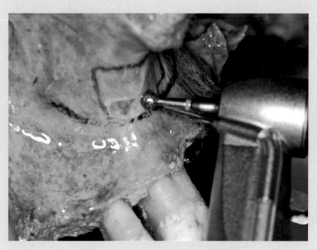

图3-4 用金刚砂球钻开窗骨皮质切开。骨窗的位置须高于上颌窦底1～2mm。

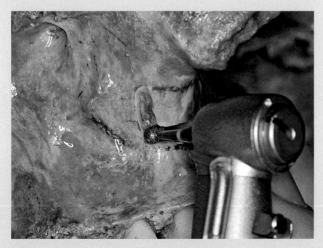

图3-5 磨除侧壁的骨质，直到上颌窦黏膜能通过剩余的薄层骨质透出（"干颅骨"）。

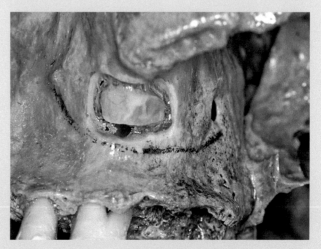

图3-6 只用金刚砂球钻完成骨窗的皮质切开（"干颅骨"）。

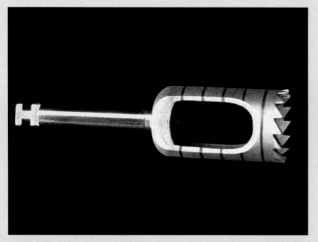

图3-7 环形骨锯（如Hu-Friedy）也可用于骨窗的皮质切开。

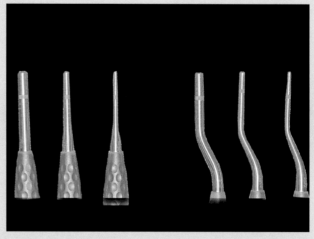

图3-8 Summers骨凿（直型和弯型，Aesculap）。

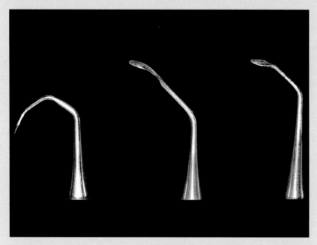

图3-9 Mills刮匙，#7-2-5（轮廓外形）。

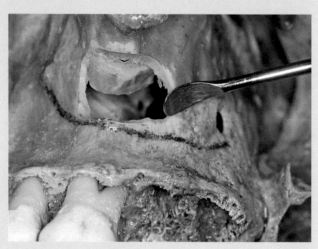

图3-10 Mills#2刮匙（"干颅骨"）。

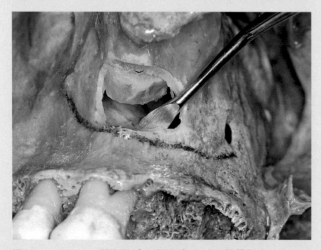

图3-11 Mills#2刮匙紧贴上颌窦底（"干颅骨"）。

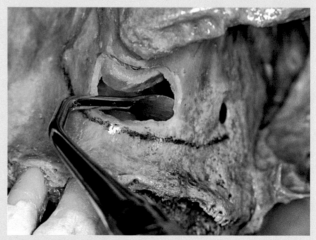

图3-12 选择合适带角度的Mills刮匙提升窦底黏膜（"干颅骨"）。

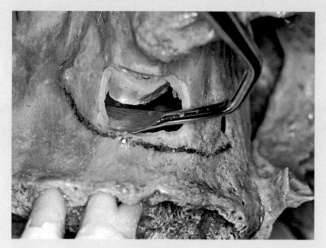

图3-13　Mills#7刮匙紧贴内侧骨壁（"干颅骨"）。

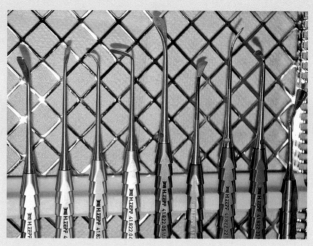

图3-14　Stiller刮匙（Pred）：工作尖外形。

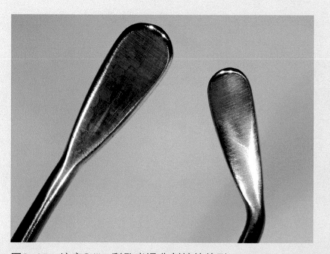

图3-15　注意Stiller刮匙光滑非创性的外形。

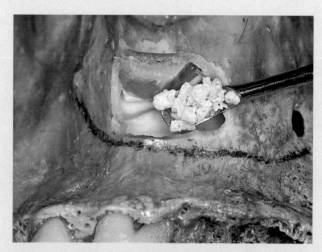

图3-16　某些其他刮匙（直型刮匙）可用来将生物材料颗粒送入上颌窦腔中（"干颅骨"）。

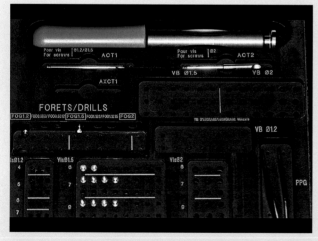

图3-17a　Tekka系统工具：微螺钉、钻和螺丝刀。

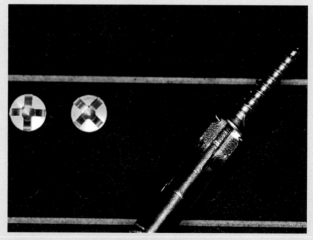

图3-17b　Tekka微螺钉，直径1.5mm，长9mm（注意平头螺钉，避免对软组织的刺激）。

超声技术器械

超声外科技术的主要优点是它对硬组织有效而对软组织是无创的。自从超声外科技术在1988年首次应用于口腔手术以来，相关的技术及设备已经发生了巨大的改变和发展（Vercelotti等，2005）。

凭借其操作模式和工作尖的设计，这些超声器械在牙科得到了广泛的应用：拔牙手术、牙周手术和修复前外科手术、正畸中的骨皮质切开术，以及经牙槽嵴或侧壁开窗的上颌窦提升术（Louise和Macia，2009；Macia和Louise，2011a，2011b）。

本书中所展示的大多数超声工具都是由Acteon公司制造的。本书作者在所有上颌窦提升术中常规使用Piezotome 2和Piezotome Solo（Acteon）超声设备。Implant Center 2（Acteon）将超声和外科动力相结合，因而也得以成功运用。由于Implant Center 2（Acteon）的人体工程学特点，当计划同期外科手术，即上颌窦提升同期植入种植体，它是最佳选择（图3-18和图3-19）。

其他一些公司也有口腔外科超声工具（如Mectron；图3-20）。

超声技术设备

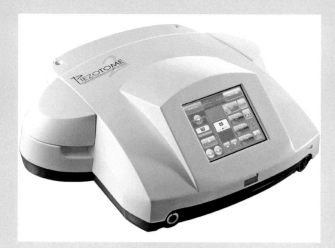

图3-18a Piezotome 2（Acteon）。

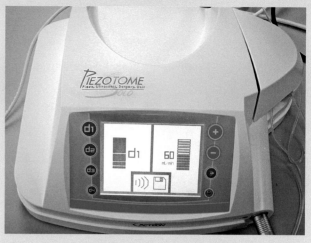

图3-18b Piezotome Solo，操作界面更加简洁，与Piezotome 2的功率相同。

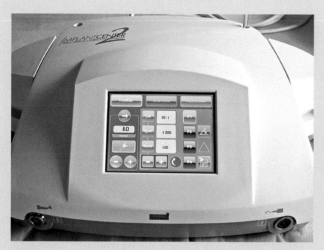

图3-18c Implant Center 2（Acteon）。

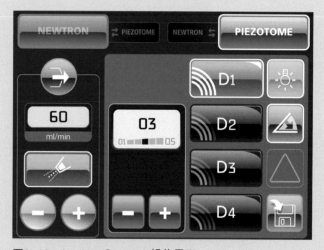

图3-19 Implant Center 2 操作界面。

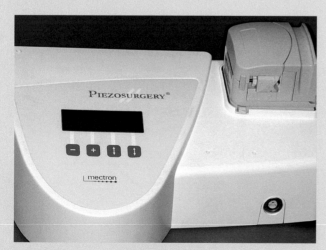

图3-20 Piezosurgery超声装置（Mectron）。

用于侧壁骨开窗的超声工作尖

与Piezotome 2、Piezotome Solo、Implant Center 2搭配用于侧壁上颌窦提升术的超声工作尖包括：

- BS5扁平切割工作尖：开窗时用的初始工作尖，可在上颌窦侧壁上勾勒出设计好的骨开窗轮廓（图3-21）。
- SL1扁平金刚砂工作尖：用于切割骨窗，切割整层骨质直到上颌窦黏膜。其组织损伤比超声锯和机械钻头小（图3-22和图3-23）。
- SL2球形金刚砂工作尖：用于切割上颌窦的骨瓣，也用于将骨窗边角磨圆滑，这样骨窗被推入上颌窦内就可以避免黏膜的损伤。球形工作尖的直径为1.5mm并且每隔2mm有一个激光刻度。一些临床医生也用它来磨出骨窗的轮廓（图3-24和图3-25）。
- SL3盘状工作尖：用于骨窗边缘初始的窦黏膜剥离；直径5mm（图3-26和图3-27）。
- SL4非切割铲形工作尖：90°弯曲。用于黏膜提升，它是除了手用刮匙（如新设计的Stiller）之外被推荐用于上颌窦黏膜提升的工具（图3-28和图3-29）。
- SL5工作尖：尖端外形和功用与SL4相同，用于上颌窦黏膜的提升。两工作尖起作用部位的弯曲角度不同（SL4为90°，而SL5为135°）（图3-30）。

用于侧壁骨开窗的超声工作尖

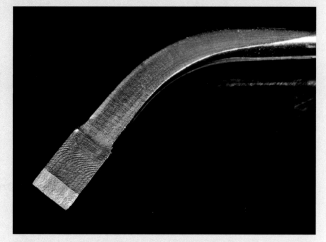

图3-21 用于初始骨皮质切开的BS5扁平切割工作尖（Acteon）。

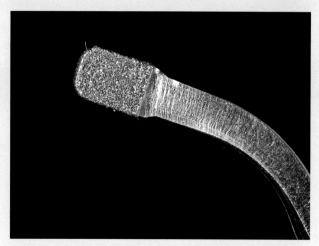

图3-22 SL1扁平金刚砂工作尖（Acteon）。

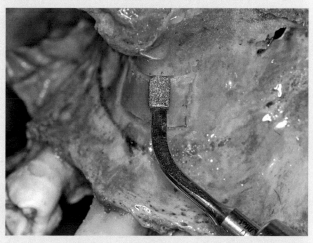

图3-23 用BS5之后，再使用SL1工作尖完成侧壁骨窗骨皮质切开（"干颅骨"）。

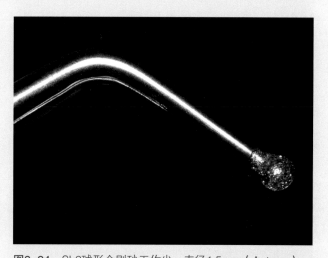

图3-24 SL2球形金刚砂工作尖，直径1.5mm（Acteon）。

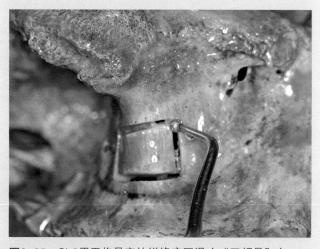

图3-25 SL2用于将骨窗的锐缘磨圆滑（"干颅骨"）。

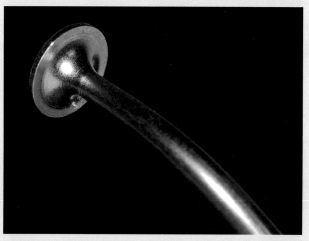

图3-26 SL3工作尖：盘状，直径5mm，非切割工作尖用于剥离上颌窦黏膜。

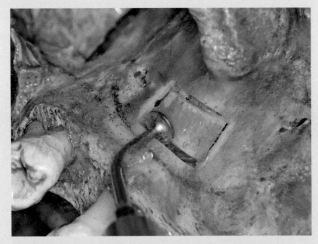

图3-27 用SL3工作尖剥离上颌窦黏膜（"干颅骨"）。

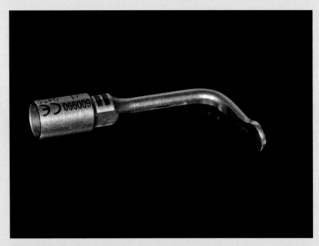

图3-28 SL4工作尖：非切割铲形工作尖，直径4mm，90°弯曲（Acteon）。

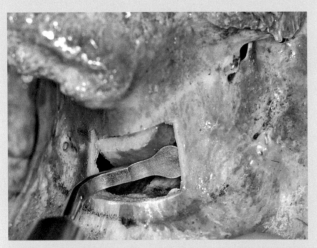

图3-29a 使用SL4工作尖时应贴紧骨边缘（"干颅骨"）。

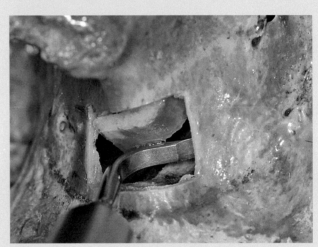

图3-29b SL4工作尖可用于上颌窦近中、底部和远中部位（"干颅骨"）。

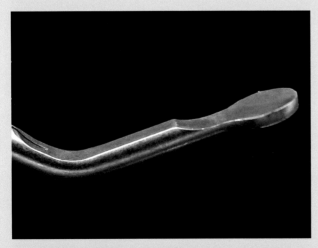

图3-30 SL5工作尖：非切割铲形工作尖，直径4mm，135°弯曲（Acteon）。

用于穿牙槽嵴顶上颌窦底提升术的超声工作尖

以下介绍与Piezotome 2、Piezotome Solo和Implant Center 2搭配用于穿牙槽嵴顶上颌窦底提升术的超声工作尖。Itralift（Acteon）工具是为穿牙槽嵴顶上颌窦底提升术而设计的。这项技术包含制备与种植窝同样一致的通路，通过4种直径递增的金刚砂工作尖"钻磨"逐渐扩大通路，然后用水压力进行少量的上颌窦黏膜提升（通过使用TKW5来实现）。

- TKW1：圆锥形金刚砂工作尖，直径1.35mm，每隔2mm有激光刻度。是临床操作时首先使用的超声工作尖，作为"先导钻"（图3-31）。
- TKW2：圆柱形金刚砂工作尖，直径2.1mm，每隔2mm有激光刻度。用来加深最初制备的窝洞直到上颌窦黏膜（图3-32和图3-33）。
- TKW3和TKW4：圆柱形金刚砂工作尖，直径分别为2.35mm和2.80mm，每2mm有激光刻度，用于扩大窝洞（图3-32）。

- TKW5（直径3mm）和新的TKW6（直径更大）被称作"喇叭尖"，是没有金刚砂涂层的非切割尖，用于从制备的窝洞不断地向上颌窦冲入无菌的液体来缓慢分离上颌窦黏膜（图3-34）。要注意避免TKW5在振动时与上颌窦黏膜直接接触。

其他一些公司也开发了用于穿牙槽嵴顶上颌窦底提升术的超声系统；比如Mectron的Physiolift系统，它可以通过特殊的注射器注射无菌水，以保证提升上颌窦黏膜所需的水压（图3-35和图3-36）。

用于穿牙槽嵴顶上颌窦底提升术的超声工作尖

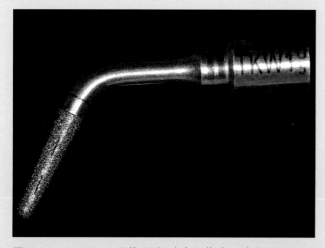

图3-31　TKW1：圆锥形金刚砂工作尖，直径1.35mm（Acteon内提升系统）。

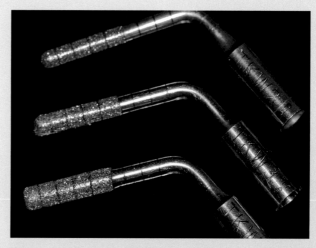

图3-32　TKW2/3/4，直径分别2.1/2.35/2.80mm，圆柱形工作尖，每2mm有激光刻度（Acteon内提升系统）。

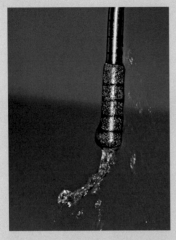

图3-33 正在喷水的TKW2工作尖。

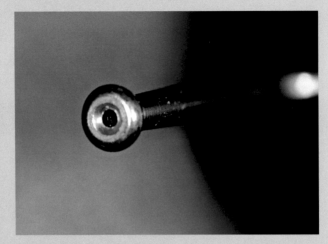

图3-34 TKW5工作尖特写。

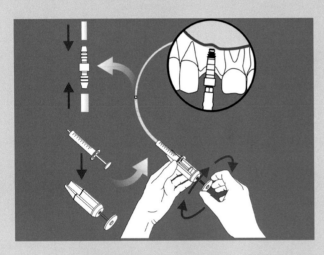

图3-35 Physiolift系统：通过注射系统产生水压而精确提升上颌窦黏膜（Mectron提供）。

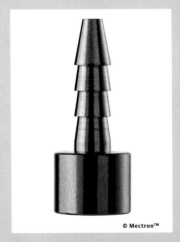

图3-36a Physiolift CS1提升头：插入用超声尖制备好的通道中，直抵上颌窦黏膜（Mectron提供）。

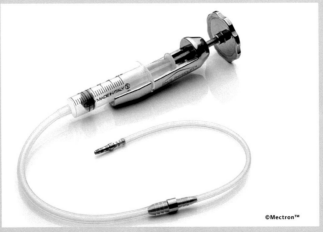

图3-36b Physiolifter（Mectron）注射器装有3mL生理盐水并有一根塑料管与CS1提升头连接（Mectron提供）。

用于上颌窦提升的生物材料

骨材料

自体骨

在骨重建手术中，自体骨由于其成骨潜力被认为是"金标准"。为了在上颌窦提升过程中获得足够量的自体骨，口腔外科医生只得另辟术区。供区的病变、可能出现的并发症以及可用骨量等限制了这些自体骨移植的应用。自体骨具有骨诱导及骨引导能力，并且含有许多生长因子，能够促进骨再生（图3-37~图3-39）。

Hatano等（2004）指出，这种移植骨可被再吸收和引起上颌窦的再气化。为了避免这种吸收，可以采用混合移植物（如自体骨与多孔牛骨无机物混合）或者各种骨替代材料（Manso和Wassal，2010）。

同种异体骨

上颌窦的提升也可以用同种异体骨移植物。同种异体骨是来源于人类的骨移植材料。例如：皮质骨碎屑、松质骨（或者两者混合），异体冻干骨（FDBA）或脱矿异体冻干骨（DFDBA）。针对这些异体骨的大量研究展示出良好的效果。

矿化的、脱水的含有50%的松质骨和50%的皮质骨的同种异体骨移植材料（Puros异体骨，Zimmer Dental）似乎已经得到了成功的应用（图3-40）（Noumbissi等，2005；Froum等，2006；Annibali等，2011）。种植手术后8~10个月，成骨比例从28%到40%不等，而残留的移植骨占4.67%~30%（Annibali等，2011），这些差异可以用松质骨和皮质骨所占比例的不同来解释（皮质骨转化率更慢一些）。

同种异体骨移植物的生物学行为和多孔牛骨无机物（BPBM）相似。Scarano等（2004）和Pettinicchio等（2012）在移植后6个月和36个月分别发现了36%和29%的残留异体骨颗粒。

骨代用品

目前，在各种上颌窦提升技术中常常使用骨替代材料。这些骨替代材料具有骨引导性。它们可以作为支架，填充上颌窦黏膜提升后所形成的空腔，使得原本的自身骨组织在此支架上形成新骨。系统性回顾表明，植入上颌窦中的生物材料（即自体骨或各种骨代用品）性质对植入种植体的临床成功率并不起重要的作用（Klijn等，2010）。

单独使用β-磷酸三钙（β-TCP）或β-磷酸三钙与自体骨混合使用都得到了相似的结果。单独用β-磷酸三钙或单独用自体骨上颌窦提升，其组织活检得到类似的观察结果（Handschel等，2009）。

成功的种植体骨结合所需的骨密度尚未明确界定。大多数的活检显示在窦腔中形成的组织中剩余牙槽骨占有不同的比例。为了更好地控制上颌窦提升后骨重建的质量，应采用更细致的研究方案来确定活检的确切位置和性质。理想的生物材料在移植后应被新骨完全替代（Stavropoulos等，2011）。

这样，许多骨替代材料似乎都成功地应用于上颌窦提升。不过仍有一些临床医生使用不可吸收的骨替代材料（如Interpore200，Biomet Interpore Cross）（图3-41和图3-42），笔者当前使用的是可吸收的骨替代材料，如纯相β-TCP：Cerasorb（Curasan），β-TCP与羟基磷灰石（Symbios，Dentsply）或无机牛骨（Bio-Oss，Geistlich）混合。

一些研究表明，Cerasorb和Bio-Oss具有良好的生物相容性和骨引导性，引导新骨由颗粒周围开始向心性生长，但多孔牛骨无机物颗粒的吸收速率明显要慢于β-TCP（Artzi等，2004）。

Artzi等（2004）和Wallace等（2005）指出，基于孔径大小所带来的高传导能力，异种骨材料在上颌窦提升的骨移植中看起来非常有效。此外，异种移植物提供的矿物质对骨形成有重要作用。

骨移植材料在上颌窦提升中的证据

决定生物材料选择的一个重要因素就是上颌窦提升后种植体的存活率。许多研究表明，种植体的存活率与自体骨或混合的复合移植物的使用无关。许多骨替代材料也同样取得成功，并且比自体骨更容易一些（Del Fabbro等，2004；Kim等，2009；Nkenke和Stelzle，2009）。

相比之下，另一些研究表明，即使在上颌窦黏膜提升后不放置任何生物材料，种植体也能成功植入（Cricchio等，2011）。其他因素比如现有的RBH或上颌窦黏膜提升后暴露的骨量等都必须考虑在内。这些不同的因素或许能够解释为什么这么多生物材料看起来都对上颌窦提升有效果。

值得注意的是，在上颌窦黏膜少量提升的病例中（Jensen class C），越来越多的临床医生在种植时倾向于不使用任何生物材料来填充黏膜提升形成的空隙。

膜材料

如果采用侧壁开窗的方法，是否应该在填入上颌窦的自体骨或骨替代材料的表面覆盖一层膜来保护它们呢？许多研究报告显示，在上颌窦提升后，在骨窗上覆盖的膜材料能够提高骨愈合的效率。对照研究证实，使用膜材料能有更多新骨形成（Tarnow等，2000；Tawil和Mawla，2001）。使用膜材料能够维持植入材料的稳定，并且避免植入的材料与结缔组织直接接触。一篇综述表明，当在骨窗上使用屏障膜覆盖植入材料时，能够有更多的骨形成和更高的存活率（Wallace和Froum，2003）。相比不使用膜材料，如果有一层膜覆盖这个部位，骨形成的效率是前者的2倍。

膜的作用
· 阻止结缔组织经移植颗粒进入上颌窦。
· 将生物材料充填的窦腔与周围环境隔离，以提供更好、更快的骨形成。
· 提高种植体的存活率（Wallace等，2005）。

必须将膜延伸超过骨窗外2~3mm的范围，而且必须紧贴在窗口周边的骨质上。由于膜下面有植入颗粒的支撑，膜的硬度并不是很重要。除此之外，在缝合皮瓣时，要检查膜与骨窗边缘的贴合，以免其移位。

移植位点膜材料的选择

在一项比较研究中，Wallace等（2005）报道，使用可吸收膜或不可吸收膜得到了相似的结果。如今，大部分学者仅使用可吸收膜覆盖移植区。这些膜由合成材料（各种生物酸的共聚物；聚四氟乙烯）或由各种胶原纤维制成（通常为动物胶原）。膜的功能完整性必须保持至少2个月，以允许再生过程的发生。这些膜是交联的，吸收较慢。

循证研究表明，在考虑种植体存活率时，骨增量技术、粗糙表面种植体和覆盖屏障膜联合应用能够获得最佳的效果（Wallace等，2012）。

目前使用的膜材料
· Mem-Lok（BioHorizon）：可吸收的猪胶原膜，吸收缓慢，能够促进血凝块稳定和骨形成。吸收时间：25~38周。
· Bio-Gide（Geistlich）：可吸收的双层猪胶原（Ⅰ型和Ⅲ型）膜，非交联。吸收大约需要4个月（如果暴露会加快吸收）（图3-43）。
· Ossix Plus（Ossix Dental）：可吸收的交联猪胶原蛋白（Ⅰ型）膜，可保持4~6个月的完整性。
· Osseo Guard Flex（Biomet 3i）：可吸收的牛胶原（Ⅰ型）蛋白膜，6~9个月后开始吸收。
· Evolution（OsteoBiol）：可吸收的马胶原膜。有两种：标准型（0.6mm厚，4~6个月吸收）和薄型（0.4mm厚，3~4个月吸收）。
· Paroguide（Acteon）：马胶原和硫酸软骨素的交联膜，8~12周开始吸收。
· CopiOs（Zimmer Dental）：可吸收、非交联牛胶原膜，3~4个月开始吸收。
· Epi-Guide（Curasan）：合成可吸收3层膜（聚乳酸），能至少保持2个月的功能完整性（图3-44）。

生物材料对上颌窦植骨后愈合的影响

组织学研究表明，上颌窦底黏膜的分离与提升可以增加上颌窦侧壁或底部的血管化（Haas等，2002）。新生的血管逐渐长入植入的生物骨材料中，有助于骨重建（Nevins和Fiorelli，1998）。

骨膜的分离和提升会导致其成骨活性的丧失并且纤维化，这就可以解释在不使用屏障膜时骨窗周围发现的软组织。

异种骨移植材料因其良好的生物相容性以及基于其孔径大小的高传导能力（Wallace等，2005），当用于上颌窦骨增量时似乎非常有效。此外，异种骨移植材料提供的矿物质对骨生成是有用的。然而，目前尚未发现钛氧化物和异种骨移植材料之间有直接的联系；有活力的骨总是存在于与种植体表面附近的移植材料直接接触的部位（Scarano等，2004）。目前还未发现异种骨移植材料直接与种植体表面接触（Valentini等，1998）。

当使用无机牛骨基质颗粒进行上颌窦提升时，形态计量学研究表明这种材料不会被完全吸收；种植术8～12个月后，剩余生物材料、活性骨以及结缔组织的平均占比分别约为25%、25%和50%（Yildirm等，2001；John和Wenz，2004）。

Wallace等（2005）认为，这一数量的残留生物材料可以使原本骨密度为3型或4型的成熟骨移植材料行使2型骨的功能（凭借其活性骨的含量）。相关组织学的研究结果解释了这种移植材料的高成功率，同时也解释了用异种骨材料进行窦底骨增量后种植体的存活率。

用于上颌窦提升的生物材料

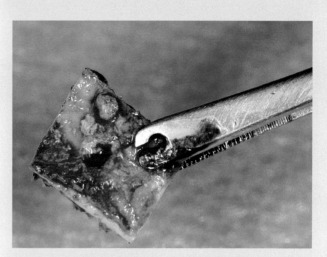

图3-37 自体颏部移植骨块。

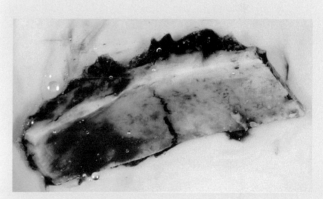

图3-38 自体下颌升支移植骨块。

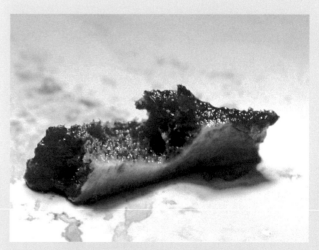

图3-39 自体髂骨移植骨块。

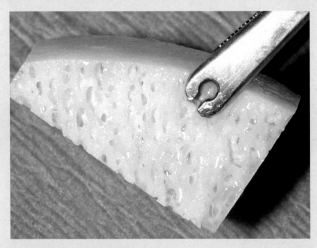

图3-40　Puros同种异体移植骨块（Zimmer Dental）。

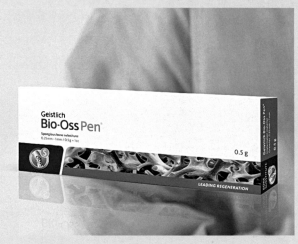

图3-41　Bio-Oss Pen用于上颌窦骨增量（Geistlich Pharma提供）。

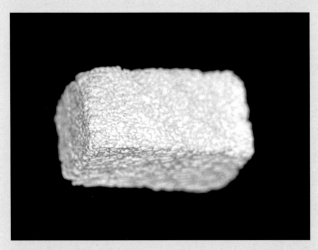

图3-42　多孔的羟基磷灰石块（Interpore 200，Biomet Interpore Cross）。

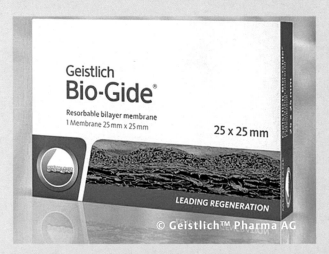

图3-43　Bio-Gide（Geistlich）胶原膜（25mm×25mm），用于覆盖较大的骨窗（Geistlich Pharma公司提供）。

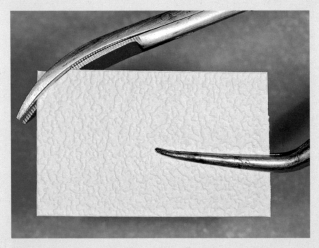

图3-44　Epi-Guide（合成可吸收屏障膜；Curasan），修剪避免有粗糙的边角。

第4章　侧壁开窗技术

The lateral approach technique

4

侧壁开窗技术

侧壁开窗技术最先由Tatum（1986）提出。侧壁开窗上颌窦骨增量是通过在上颌窦侧壁钻出一个骨窗，提升上颌窦黏膜，再将骨替代材料颗粒植入抬高后的黏膜和窦底之间，以增加剩余骨高度（RBH）。

侧壁开窗技术已广泛应用了近30年的时间，不论上颌窦提升术是否同期植入种植体，该技术的成功是显而易见的（Jensen等，1994；Nevins和Fiorellini，1998；Wallace和Froum，2003；Del Fabbro等，2004；Wallace等，2012）。

术前注意事项

要全面评估最终的治疗方案、精确设计种植体植入位点、仔细检查上颌窦解剖结构以及排除可能存在的病理变化，在此基础之上，才能选用侧壁开窗技术。

适当的术前评估应包括种植体的数量、患者的一般情况及口内检查、咬合关系、全景片和计算机断层扫描（CT）。

在颊侧前庭和腭侧分别做局部麻醉，不一定需要术前镇静，但一般要使用抗炎药物（糖皮质激素，如泼尼松每次20mg，每天2次）以及抗生素（阿莫西林术前1小时2g，术后6天每次1g，每天1次），术前1天以及术后的10~12天内应使用氯己定（0.12%）漱口（每天2次），直到拆除缝线。

手术过程

侧壁开窗可以采用一期法或二期法，即上颌窦提升同期植入种植体，或者提升后待窦底骨组织愈合再延期植入种植体，这主要取决于术前剩余牙槽骨的高度。

通常从第一或第二前磨牙的远中到第二磨牙翻起黏骨膜瓣，就可以暴露上颌骨的侧壁（或窦壁）。瓣切口包括近远中松弛切口以及牙槽嵴顶切口（图4-1~图4-3）。

在设计骨窗时要考虑到上颌窦内动脉（AAA）的位置、上颌窦底的解剖以及剩余骨高度，这样骨切开才能顺应上颌骨的解剖结构。骨窗一般高6~8mm，长12~14mm。当然这些标准不是一定的，还要考虑到上颌窦底的牙根突入、一些解剖上的阻碍以及上颌窦的长度，有时通过术前CT还能发现上颌窦内的骨间隔，骨窗的设计要根据这些因素来调整。

骨窗的平均大小可能会对骨或植入上颌窦骨替代材料的愈合产生重要影响。骨窗越小，从上颌窦壁剥离的黏膜越大，获得骨再生越好（Ortiz等，2012；Wallace等，2012）。

骨窗的下界必须高于上颌窦底2~3mm，近远中向的延伸取决于上颌窦的解剖及待植入的种植体的位置。骨窗上界要顺应上颌窦内动脉的走行。超声骨刀和小的上颌窦刮匙如Mills和Stiller刮匙更适用于微创的骨切开术（见第3章，图3-9、图3-14和图3-15）。

侧壁开窗技术：切口和黏骨膜瓣

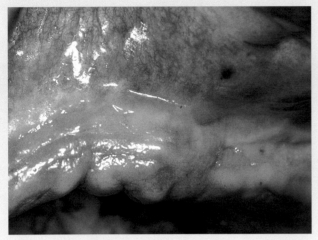

图4-1 全口无牙颌牙弓（左颊侧牙槽嵴）。

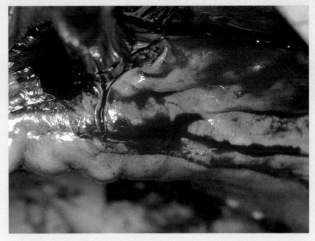

图4-2 牙槽嵴顶切口和近中松弛切口：该病例剩余牙槽骨高度（RBH）很低。为了增加骨高度，牙槽嵴顶切口可以设计得更靠近颊侧牙槽嵴顶。

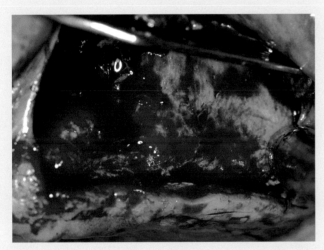

图4-3 翻瓣，上颌窦侧壁完全暴露，范围超过骨窗的界限。

骨窗的设计

根据上颌窦内动脉（AAA）的位置和走行，骨窗的设计和精确定位可以有以下4种情况：

- AAA位置较高且位于骨内，则侧壁开窗不会有损伤AAA的风险（图4-4）。
- AAA位置较高但在骨和黏膜之间走行，这种情况下骨开窗也可以避免损伤AAA，窦底黏膜不能提升得过高以免损伤血管（图4-5）。
- AAA位置较低且位于骨内，这种情况下应当减小骨窗的高度，同时应对动脉精准定位（图4-6和图4-7）。
- AAA位置低且位于骨和黏膜之间，此时为了保护AAA，骨开窗要非常小心，特别是AAA血管管径较粗的情况。

上述所有情况下，超声骨刀都是非常有用的，因为超声工作尖不损伤软组织（图4-8）。切记以下要点：

- 如果在CT冠状面上看不到AAA，骨窗可根据上颌窦解剖位置和种植体植入的位点来设计，而不受血管限制。
- 如果存在骨间隔（根据Cortes等，2012，出现率约32%），尽管在骨窗内推时可小心切除骨间隔，还是必须对其进行精确定位并且尽量保证设计的骨窗位置没有骨间隔。

如果上颌窦内有尖锐的骨间隔，影响上颌窦黏膜提升的安全性，则可根据骨间隔的解剖采取以下3种处理方法：

- 如果是小的锐利的骨间隔，可用手用小骨凿或超声工作尖（如BS4：Piezotome，Acteon）小心地将其切断或修整（图4-9和图4-10）。
- 如果是个较高的骨间隔且无法避开，则根据位置和具体特征，手术时可在上颌窦侧壁上开两个小骨窗（Toscano等，2010）。
- 如果条件允许，也可采用经牙槽嵴入路的方式来避开骨间隔。

骨窗设计及解剖标志

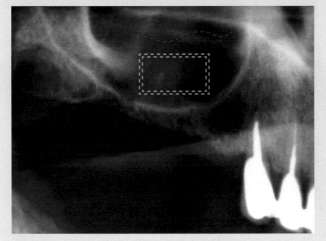

图4-4　AAA位置高且在骨内时骨窗的位置。

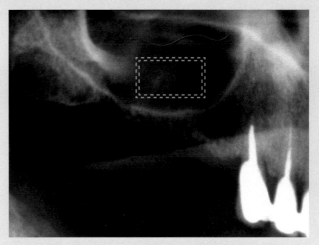

图4-5　AAA位置高且在骨壁和黏膜之间时骨窗的位置。

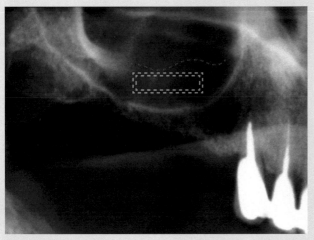

图4-6　AAA位置低且嵌入上颌窦侧壁时骨窗设计的位置。骨窗必须在动脉下方。注意骨窗缩小。

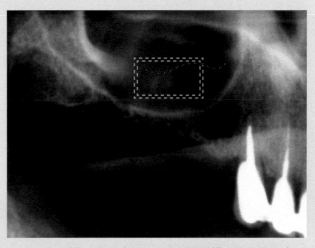

图4-7　AAA位置低且嵌入上颌窦侧壁时错误的骨窗设计。

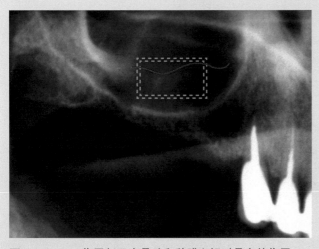

图4-8a　AAA位置低且在骨壁和黏膜之间时骨窗的位置。

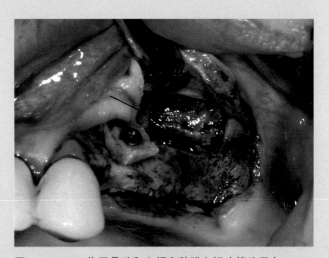

图4-8b　AAA位于骨壁和上颌窦黏膜之间（箭头示）。

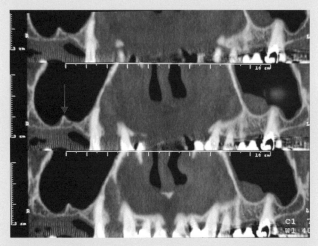

图4-9a CT扫描（全景切面）示一骨间隔（箭头示；右侧上颌窦）。

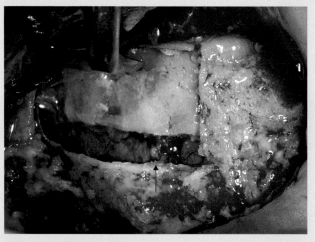

图4-9b 窦壁骨切开后，骨间隔（箭头示）影响骨窗提升的安全。

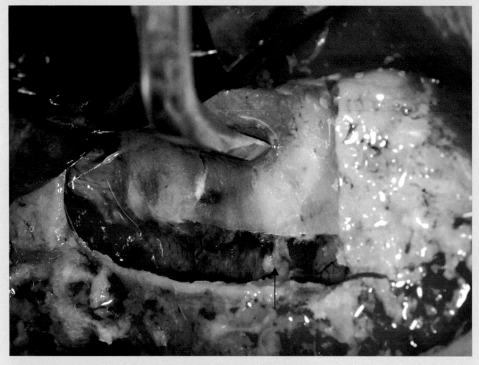

图4-9c 骨间隔（箭头示）。

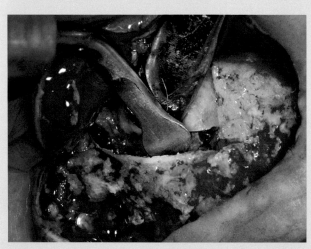

图4-9d 用BS4超声工作尖从基部将其切断（Acteon）。

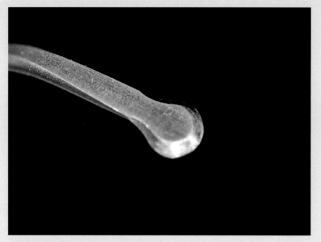

图4-9e　BS4工作尖（Acteon）。

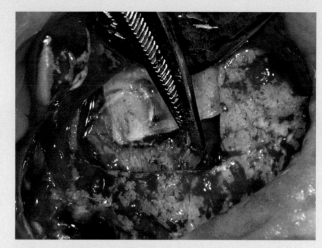

图4-9f　切断骨间隔后分离取出。

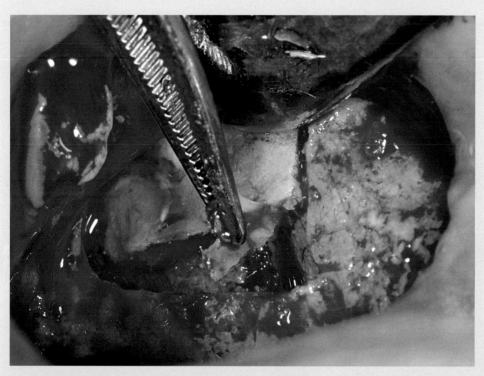

图4-9g　取出骨间隔。

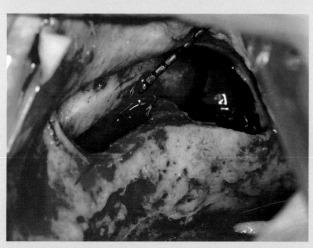

图4-10　另一个临床病例，在修整降低骨间隔高度后将骨窗推入上颌窦。

超声外科技术

以下介绍使用超声骨刀进行侧壁开窗的临床程序。笔者用超声技术超过8年，目前看来，超声技术是最有效的（Cassetta等，2012；Cortes等，2012）。

用于骨皮质切开的超声工作尖

按照下述顺序依次使用超声工作尖：BS5、SL1、SL3，最后再用SL1（Acteon）将骨窗边角修整圆滑。完整步骤如图4-11~图4-25所示。

BS5 工作尖

BS5工作尖用于骨窗初始的骨皮质切开，使用时运动幅度要小，其切割端不可触及上颌窦黏膜，只是根据设计好的标准用其勾勒出骨窗的轮廓以保证骨窗大小和位置的稳定（图4-13和图4-14）。根据已确定的参数标准，BS5工作尖只切割出限定的骨窗大小及确定的位置。

SL1 工作尖

接下来使用SL1：金刚砂工作尖，创伤更小，将其插入之前用BS5切割出的凹槽中，随后完成骨皮质切开，直达上颌窦黏膜而不损伤它（图4-15）。

这一步骤完成后，骨窗就可移动和推入（图4-16）。如果在提升过程中骨窗与黏膜完全分离，尽管看似其仍能在上颌窦骨增量后安全地放置于原来的位置，但还是应该将其完整取下不用（图4-26~图4-29）（Cho等，2012）。

在进行上颌窦黏膜提升之前，骨窗的下缘边角须经修整磨光（使用SL1工作尖），以免骨窗内推时损伤黏膜（图4-30）。

切割用工作尖要比金刚砂工作尖更易损伤组织（Sohn等，2010）。根据这一原则，在接近上颌窦黏膜时，一定不能使用锯形超声工作尖（如BS1）（见第6章，图6-2；本章视频4-1）。

SL3 工作尖

最后，插入SL3并从上颌窦的3个壁（窦底，近、远中壁）开始剥离黏膜。如果计划要将骨窗推入上颌窦，就不能分离骨窗顶部的上颌窦黏膜，因其可撑住骨窗，这样才能允许后续的提升（图4-31）。

上颌窦黏膜的剥离

用刮匙（Mills或Stiller）（见第3章，图3-9~图3-15）缓慢地将上颌窦黏膜完整剥离，直至完成骨窗内推并提升，从而形成新的上颌窦底（图4-32）。

上颌窦黏膜剥离提升完成后，黏膜完整时，骨窗将会随呼吸而活动（Valsalva试验）（视频4-2）。

生物材料的植入

如果Valsalva试验呈阳性，就可将生物材料安全地植入上颌窦提升形成的空隙内，逐渐而谨慎地植入生物材料，直至达到种植所需的骨高度，并重新形成原始的骨侧壁（图4-21和图4-22）。笔者倾向于使用大颗粒生物材料（1~2mm）。

创面关闭及愈合

最后，开窗位点覆盖可吸收的生物膜，黏骨膜瓣复位原位缝合（图4-23和图4-24；视频4-3）。生物膜须覆盖超过开窗位点2~3mm的范围。术后5~6个月用X线检查骨愈合情况，如果在上颌窦提升同期没有种植，那么待骨愈合后就可以植入种植体（图4-33~图4-35）。

需要特别注意的是，上述所有步骤都是针对二期法手术而言。如果采用一期法手术，则种植备洞和种植体植入紧随上颌窦黏膜剥离提升进行。先将颗粒状生物材料植入上颌窦提升后的内侧空隙，然后植入种植体并锁紧，再将生物材料填满周围剩余空隙。生物材料填满后，如上所述，修整可吸收屏障膜覆盖植骨位点。

用骨窗作为新的上颌窦底

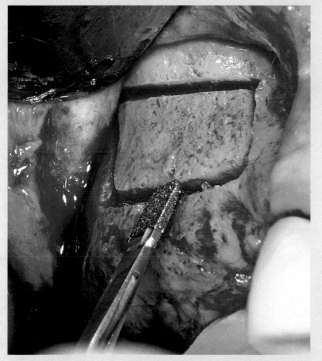

图4-30　用SL1工作尖（Acteon）轻柔地修整骨窗的下缘以避免骨窗边缘不齐。

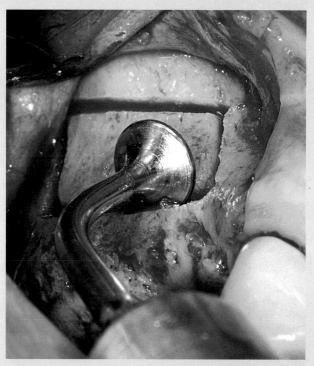

图4-31　用SL3工作尖（Acteon）开始黏膜的剥离和骨瓣的提升。

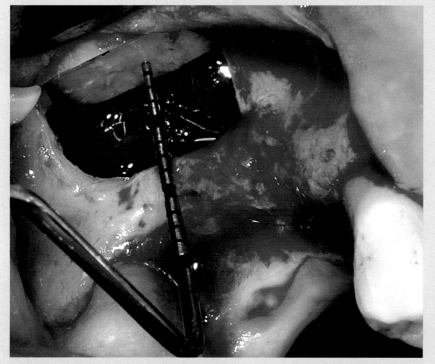

图4-32　上颌窦黏膜提升后骨窗的最终位置（为获得12～13mm的最终上颌窦底骨高度）。

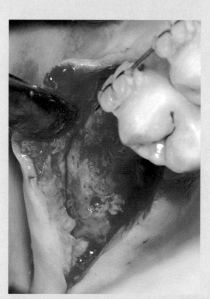

图4-33　术后6个月在植入种植体时检查，可见骨窗已愈合。

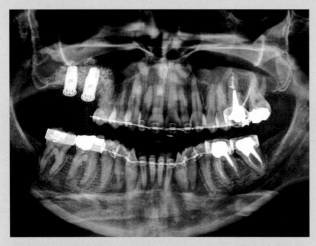

图4-34 种植术后全景片。

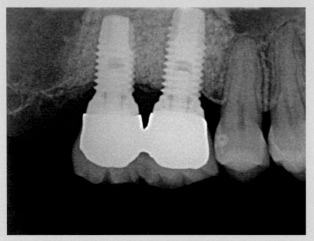

图4-35a 最终修复治疗1年后口内X线影像。

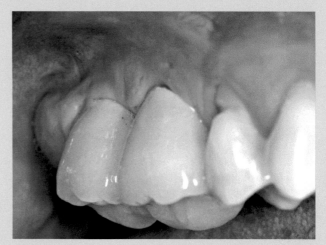

图4-35b 1年后随访时最终修复效果口内观。

不同的骨瓣处理方法

1. 骨瓣内推并用骨瓣作为新的上颌窦底

通常情况下，将窦壁骨皮质切开形成的骨瓣上提并作为新的上颌窦底。只有在骨片与黏膜已完全分离时才建议将其去除或作为骨皮质块状移植物。

2. 去除骨片或将其磨除

使用常规手术技术时通常会出现这种结果，因为皮质骨板从黏膜上完全分离的可能性更高。一些临床医生选择用球钻将骨片逐渐磨成纸一样薄，直达黏膜，这样就磨除了皮质骨板。如果在手术中骨片与黏膜完全分离，一般都会选择将其去除。但是并不推荐这么做，相反如有需要，骨片可以用作骨块移植材料（图4-29）。

3. 取下骨片并在提升上颌窦底黏膜形成的空隙植入生物材料，然后骨片复位关闭开窗位点

先前人们认为，如果不将开窗后的骨片复位此处的骨缺损就难以完全愈合，所以就采用骨片复位这种方法。如今人们已懂得开窗后骨片无须复位就能发生骨愈合（图4-33）。此外，虽然一些学者没有常规使用屏障膜（Simunek等，2007），但似乎覆盖屏障膜能促进骨愈合（Wallace等，2005）。不过目前已经不再推荐骨片复位这种方法了，因为复位到植入材料上方的骨片已失去骨膜的血供，它的血运重建是困难的，可能会对最终手术的结果造成不利影响。尽管如此，这种方法还是取得了成功的运用（Cho等，2012）。

4. 取下骨片并用作骨块移植物

取下的骨窗由皮质骨组成。根据Khoury（2010）的原理，由于皮质骨移植能起到"生理屏障"的作用，此骨片可以作为骨块移植物来行牙槽嵴缺损骨增量。根据骨片移植位置的不同，可以有两种用法：垂直向移植或水平向移植。临床上根据患者的需要选择其中一种方法：降低修复空间，或增加牙槽嵴的高度，或增加狭窄牙槽嵴的宽度（图4-36~图4-72；视频4-4）。

临床病例1

骨片作为水平骨增量骨移植物增加狭窄牙槽嵴宽度（图4-36~图4-46）。使用Piezotome（Acteon）工作尖。

临床病例2

骨片作为牙槽嵴垂直骨增量的移植物（图4-47~图4-70）。使用Piezotome（Acteon）工作尖。

临床病例3

用骨片制成两块皮质骨移植材料同期处理上颌窦提升中邻近骨窗的牙槽嵴骨缺损（图4-71~图4-82）。使用Piezotome（Acteon）工作尖。

视频4-4　侧壁开窗及牙槽骨水平骨增量：同期手术过程（F. Louise）。本视频展示了一个牙槽骨高度和宽度都不足的复杂病例的处理方法。涉及同期牙槽骨水平骨增量的侧壁开窗上颌窦提升过程。

骨片作为水平骨块移植材料：临床病例1

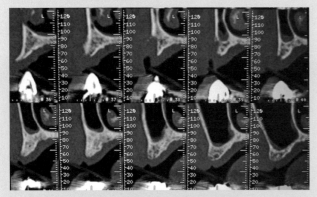

图4-36　CBCT冠状面示尖牙区颊侧骨缺损（38和39切面）。

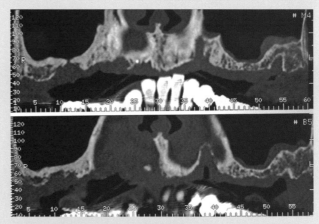

图4-37　全景CBCT示左侧尖牙区骨缺损。

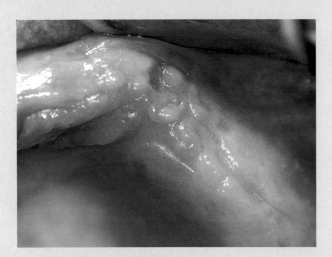

图4-38　术前左上颌区口内观。

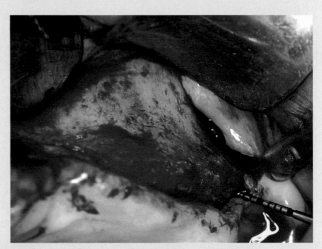

图4-39　上颌尖牙至第二磨牙翻起黏骨膜瓣。

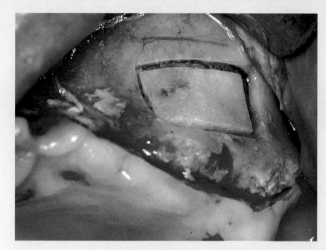

图4-40 切割骨瓣（用BS5、SL1切割，Acteon）。

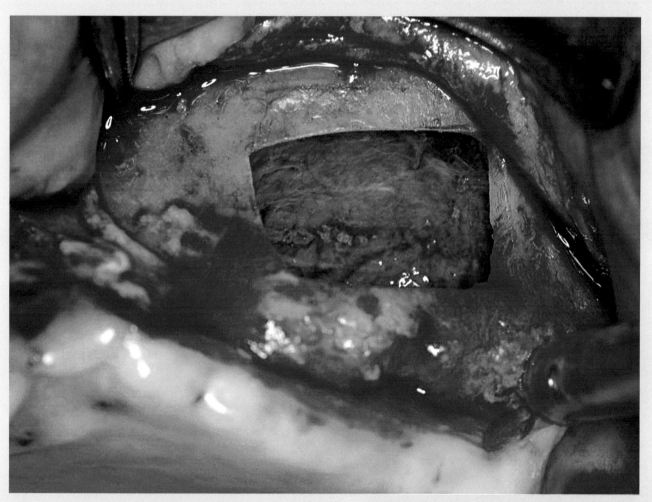

图4-41 将骨窗完全取下后完整的上颌窦黏膜。

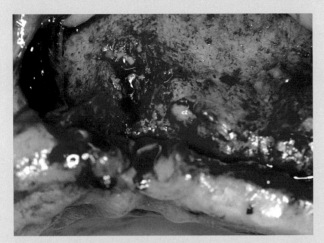

图4-42 清创后可见尖牙区骨缺损。

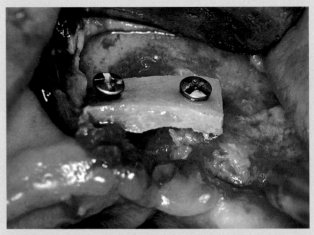

图4-43 用Tekka微螺钉将修整好的骨窗固定在尖牙区的骨缺损处（用以牙槽嵴水平骨增量）。

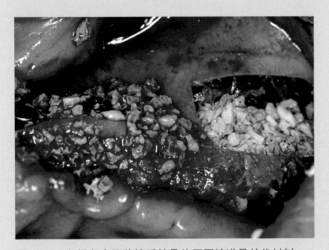

图4-44 上颌窦底及移植后的骨片周围填满骨替代材料。

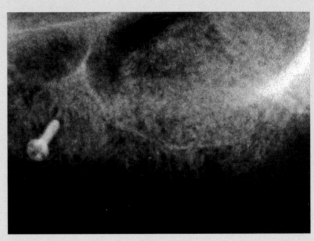

图4-45 术后口内X线影像。

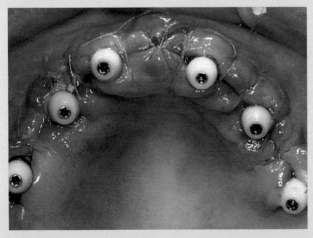

图4-46 上颌窦提升8个月后，种植体植入最终位置（植入6颗种植体；Brånemark MkIII，Nobel Biocare）。

骨片用于垂直向牙槽嵴骨增量：临床病例2

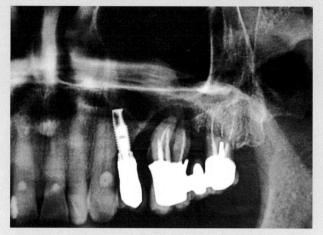

图4-47 上颌第一磨牙拔除前全景片影像，注意修复空间增大。

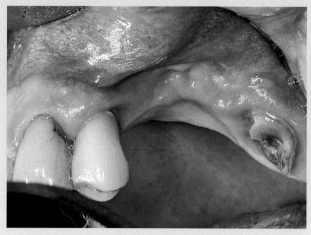

图4-48 最初的口内情况（计划拔除上颌第二磨牙）。

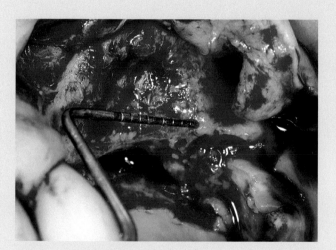

图4-49 翻开黏骨膜瓣。

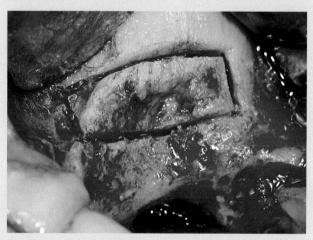

图4-50 骨窗（分别用BS5和SL1工作尖勾勒与钻磨，Acteon）。

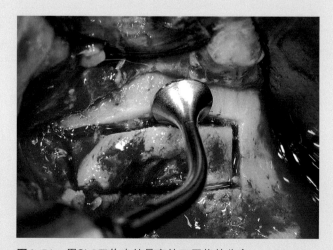

图4-51 用SL3工作尖从骨窗的四周将其分离。

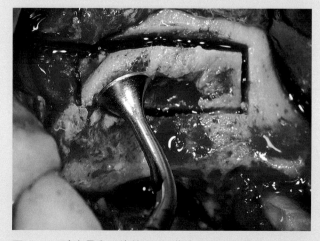

图4-52 贴在骨窗下缘的SL3工作尖，用于将骨窗和黏膜分离。

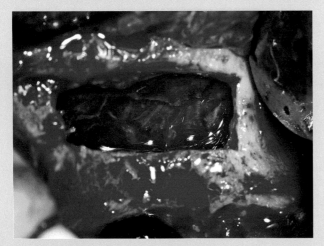

图4-53　取下骨窗后完整的上颌窦黏膜。

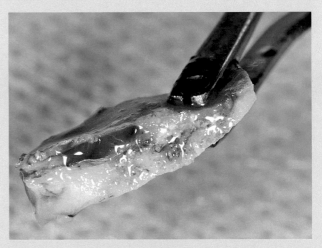

图4-54　取下的骨片：一皮质骨块。

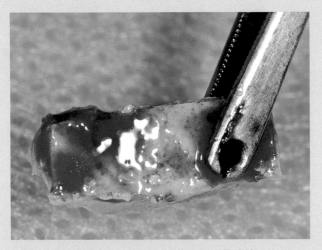

图4-55　骨片（内侧面）准备用作上置法骨移植。

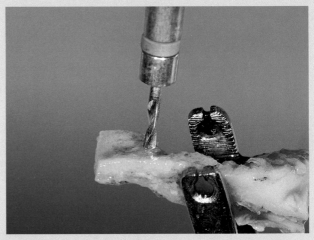

图4-56　用Tekka钻（直径1.5mm）在骨片上预备出固定孔。

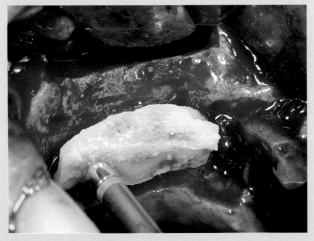

图4-57　通过骨片上的固定孔轻轻地在牙槽骨上钻孔。

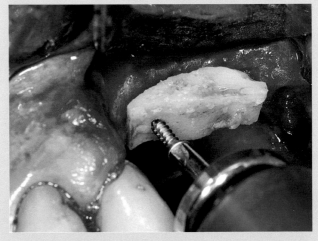

图4-58　卡在Tekka螺丝刀上的固定微螺钉（直径1.5mm）。

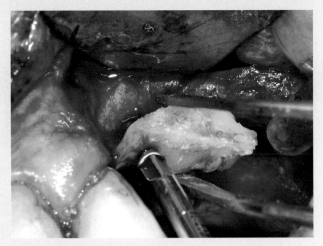

图4-59 用Tekka螺丝刀将微螺钉锁紧，固定移植骨。

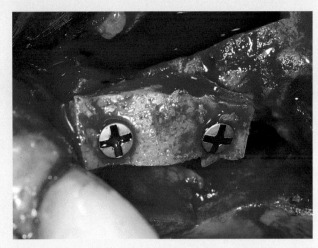

图4-60 固定好移植骨块，增加牙槽嵴垂直骨高度。

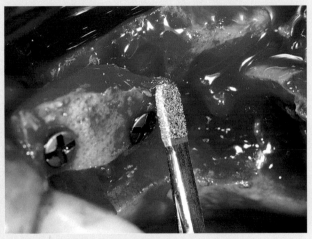

图4-61 修整移植骨粗糙的边角（用SL1工作尖，Acteon）。

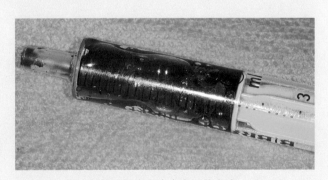

图4-62 用注射器吸取来自患者术区的血液。

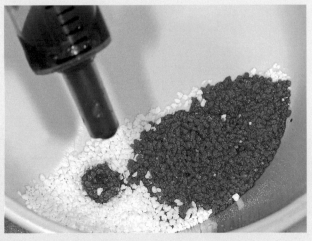

图4-63 用患者的血液浸透β-磷酸三钙颗粒。

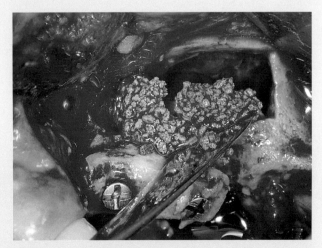

图4-64 固定好移植骨（Tekka螺钉9.0mm×1.5mm），上颌窦植入Cerasorb（Curasan）颗粒。

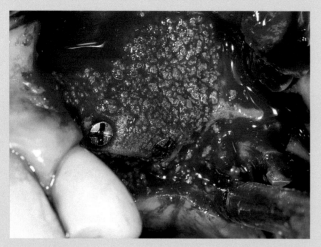

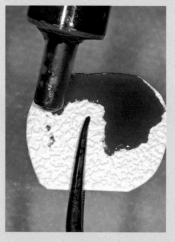

图4-66 用患者血液浸透Epi-Guide（Curasan）合成膜使其贴合性更好。

图4-65 骨替代材料颗粒植入上颌窦并覆盖移植骨表面。

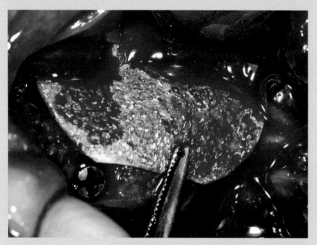

图4-67 调整膜覆盖移植骨四周并盖过骨窗区域。

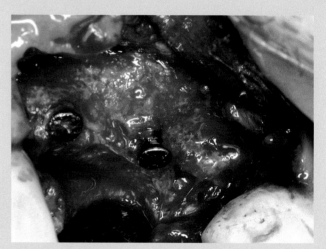

图4-68 手术后6个月：取出Tekka微螺钉。注意移植骨远中有少量骨吸收。

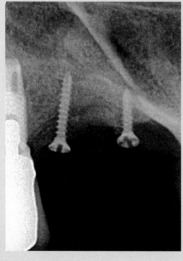

图4-69 移植区6个月时的口内X线影像。

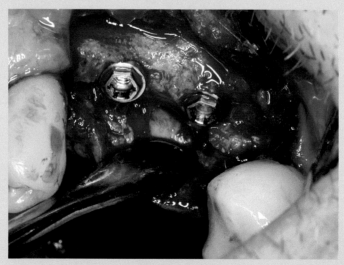

图4-70 骨移植区植入两颗种植体（Brånemark MkIII，Nobel Biocare）。注意牙槽嵴垂直骨增量。

骨窗用于垂直和水平骨缺损：临床病例3

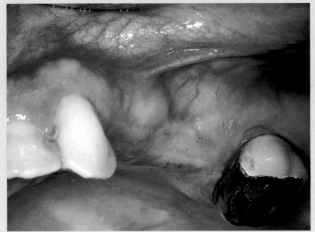

图4-71　患者左上颌缺牙区口内照。

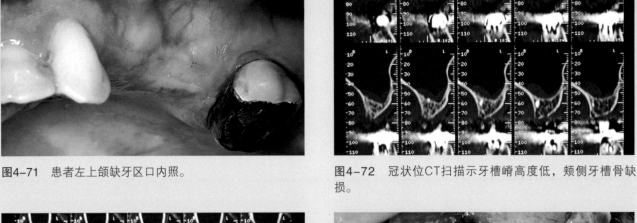

图4-72　冠状位CT扫描示牙槽嵴高度低，颊侧牙槽骨缺损。

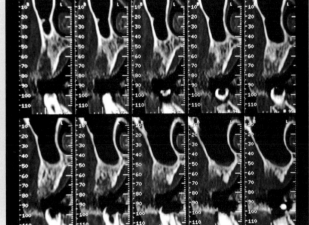

图4-73　颊侧牙槽骨缺损冠状位CT。

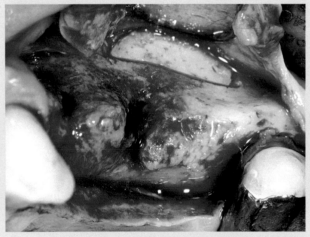

图4-74　两处牙槽骨缺损清创后勾勒出骨窗。

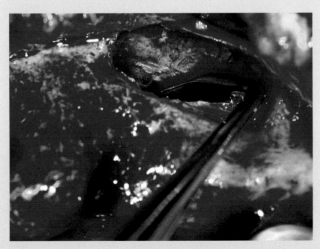

图4-75　用Mills刮匙贴窦壁剥离上颌窦黏膜。

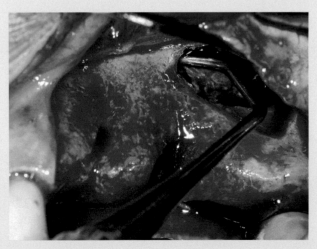

图4-76　完全取出骨窗后提升上颌窦黏膜（Mills刮匙）。

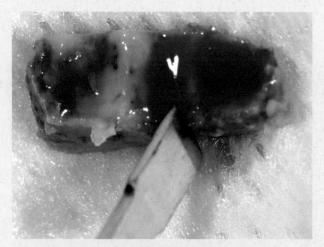

图4-77 将取下的骨切成两块（BS5工作尖，Acteon）。

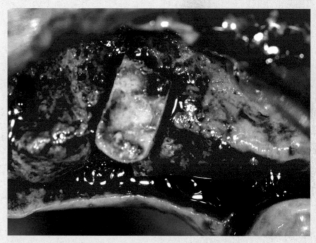

图4-78 调整其中一骨片用于修复远中的骨缺损。

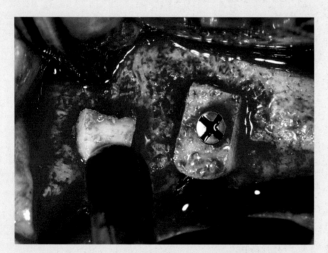

图4-79 另一骨片放置在牙槽嵴的近中骨缺损处。

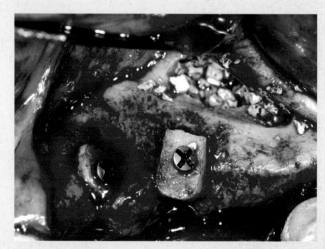

图4-80 分别固定两外置移植骨（Tekka微螺钉，直径1.2mm，长7mm）。

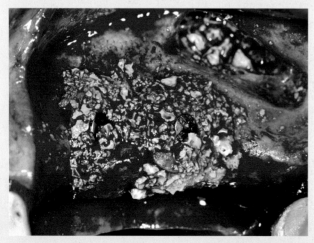

图4-81 小颗粒骨替代材料植入上颌窦并覆盖两移植骨表面。

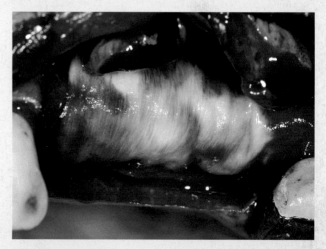

图4-82 可吸收胶原屏障膜（Bio-Gide，Geistlich）覆盖移植骨和植入上颌窦的骨替代材料颗粒表面。

第5章 穿牙槽嵴顶上颌窦底提升术

The crestal approach technique

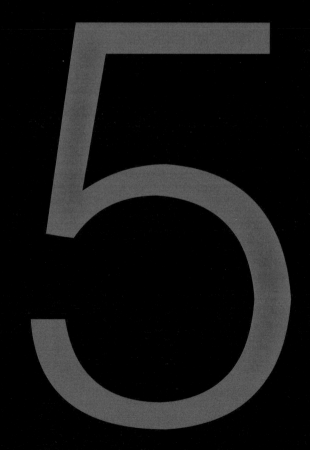

穿牙槽嵴顶上颌窦底提升术

对于上颌后牙区缺失1~2颗牙且剩余牙槽骨高度至少有5~6mm的患者，推荐穿牙槽嵴顶上颌窦底提升术。在这种情况下，邻牙可能会增加上颌窦侧壁开窗提升技术的操作难度。上颌窦侧壁开窗提升技术更适用于有大量缺失牙和牙列缺失的后牙牙槽嵴区域。

一般认为，与上颌窦侧壁开窗提升技术相比，穿牙槽嵴顶上颌窦底提升术是一种微创和更省时的技术。此外，通常可以在上颌窦提升术过程中进行同期种植。在一个种植2年后影像评估的对比研究中，Kim等（2011）发现相对于穿牙槽嵴顶上颌窦底提升术，使用上颌窦侧壁开窗提升技术时，骨形成明显更多（穿牙槽嵴顶上颌窦底提升术平均可获得6.75mm骨高度，而上颌窦侧壁开窗提升技术平均可获得11.35mm骨高度），但对于患者来说，穿牙槽嵴顶上颌窦底提升术似乎是更保守且微创的方法。

Tatum（1986）最先描述了这种技术，该技术使用大型号环钻，钻入剩余牙槽骨至距上颌窦底约2mm处，用一个大的骨凿折断剩余骨，并将骨移植材料向窦腔持续推送，同时提升了上颌窦底黏膜。Summers（1994）改进了这项技术，为了保留骨使用更安全的钻具，用骨挤压法在种植窝周围获得更高的骨密度（例如，骨凿工具盒；见第3章，图3-8）。

术前护理和步骤

术前护理和步骤包括与上颌窦侧壁开窗提升技术相同的步骤（见第4章）。在开始手术之前，对病例必须严格评估和制订正确的治疗方案。

手术技术

Summers挤压技术

该技术采用圆锥形的扩张骨凿，骨凿的直径逐一扩大。

Summers（1994）改进了旧的技术，通过使用一个先锋钻（直径1.5mm或2mm）钻至大约距上颌窦底1mm或2mm处。

之后使用一个细圆锥形、直径1.5~2.0mm的骨凿，轻敲推挤骨质，从而引起致密的窦底骨折断。

骨挤压是由几个直径逐渐增加的骨凿来实现的（对于常规的种植体骨凿直径是从2.2mm、2.5mm、2.8mm到3.5mm），并在不同长度做标记。骨凿插入骨中以扩大最初的钻通道，压缩骨质，从而使骨密度提高并形成与种植体相同直径的通道。

控制每个骨凿进入的深度，以防止进入窦腔。骨凿的使用需要术者有丰富临床经验，以避免骨质过度的侧方挤压，调整预备的种植窝最终直径以获得种植体最佳的初期稳定性。

在使用每一个骨凿之前，放置少量的骨移植材料到预备的洞中，以便生物材料能向窦腔推送。在放置种植体之前，必须检查窦膜的完整性（Valsalva试验，即鼻吹气试验），而且可以根据需要植入更多的生物材料。

这种提升可以达到3~4mm的骨高度。种植体植入需经4~6个月愈合后行种植上部修复（视频5-1）。

缺点
Summers技术已广泛使用将近20年。主要优

视频5-1 骨凿挤压技术：Summers技术。此视频展示了穿牙槽嵴顶上颌窦底提升术。使用骨凿让现有牙槽骨连同骨移植材料重新定位，窦膜提升以增加骨支持量。

点是骨挤压技术，但其主要缺点是明显的创伤性震动和窦膜分离的控制困难。多年后该技术也进行了改良。

该骨凿技术已经发展出了许多不同的类型，通常是结合骨凿、膨胀螺丝或其他手术（Lazzara，1996；Rosen等，1999；Fugazzoto，2002），如果剩余牙槽骨高度接近5mm（Jensen等，1998），也可达到种植体成功（大约96%）。

在剩余牙槽骨高度<5mm的病例中，虽然最近的研究似乎证明了具有初期稳定性的种植体获得满意的效果（Bernardello，2011），而Tofler等（2004）报告的种植失败率为26.7%。

解剖结构的干扰

为了确保使用Summers技术的成功，必须精确地观察窦底的形状。有倾斜的窦底、不利的骨间隔位置，或尖锐的和紧密的内侧壁夹角，都会使穿牙槽嵴顶上颌窦底提升术复杂化和增加窦膜穿孔的风险（Zitzmann和Sharer，1998；Emmerich，2005；Pjetursson等，2009）。

在非常致密的上颌骨中，颊侧或腭侧的皮质骨缺失，或有良性阵发性体位性眩晕（BPPV）的患者，使用骨凿技术是不恰当的，此时有必要选择其他的方法（见第2章，图2-14和图2-25）。

风险和并发症

在所有使用骨凿技术的风险中，最主要的是膜穿孔。据报道，有10%的病例（Pjetursson，2009）发生了膜撕裂，通常是因为在使用锤击时，骨凿提升的高度难以控制所导致的。膜穿孔可以通过Valsalva试验来诊断。在这种情况下，膜不能发挥包埋移植材料的功能，而种植体可以在不使用骨移植材料的情况下进行植入。Tan等（2008）和Pjetursson等（2009）指出，这种并发症和未使用骨移植材料的窦底提升似乎不影响种植体的骨结合。

为了避免这种"盲"技术可能带来膜穿孔的并发症，许多新技术也随之发展起来，以增强穿牙槽嵴顶上颌窦底提升术中的膜保护。这些步骤使用各种

不同的器械，比如一个小球囊（Meisinger技术），螺旋提升器连接到一个注射器（Sinus Physiolift，Mectron）或超声工作尖上（Intralift，Acteon）。

球囊辅助上颌窦提升术（Meisinger技术）

球囊辅助窦底提升术的原理是利用气压提升窦膜。微创窦膜球囊提升术（minimally invasive antral membrane balloon elevation，MIAMBE）由Kfir等（2006，2007）提出，采用充球囊来提升窦膜，可获得的骨增量体积与使用上颌窦侧壁开窗提升技术植入骨移植材料相当。

球囊提升控制系统（the balloon lift control，BLC，Meisinger），使用了同样的原理进行上颌窦提升。它由3个主要部分组成：导管、可调节的芯轴和球囊导管。带有止动器的手术钻头可以控制从剩余牙槽嵴顶钻入至离窦底1~1.5mm处。

以往是将钻针备洞到比剩余牙槽骨高度少1mm，轻敲窦底使余留骨在可控的范围内骨折。现在用一个充满了碘造影剂溶液的充气球囊导管取代骨凿。至少5次连续的吹气，可以使膜逐渐分离。在放气之后，移除球囊，放置骨移植材料到窦底提升后产生的空隙中，然后植入种植体（图5-1~图5-11；视频5-2）。

风险和并发症

即使这一手术过程被认为对窦膜是安全的，也可以让窦底的高度提升达到10mm（Stelzle和Benner，2011），但他们指出，为了确保一个成功的结果，这项技术只能由手术经验丰富的临床医生来操作。此外，这一手术并不能避免有窦底骨折或将球囊吹入窦内的风险，尤其是在窦膜薄的情况下。

膜穿孔可以发生在穿牙槽嵴顶手术的过程中，也可在窦膜提升、生物材料填入，甚至种植体植入的过程中（Garbacea等，2012）。

视频5-2 球囊提升控制。三维综合动画结合临床相关患者的放射学和组织学图像，显示了微创气窦膜球囊提升术的每个步骤。

Meisinger球囊提升控制技术的步骤

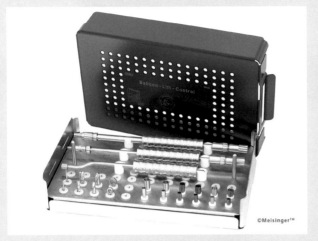

图5-1 Meisinger球囊提升控制技术手术工具盒（由Meisinger提供）。

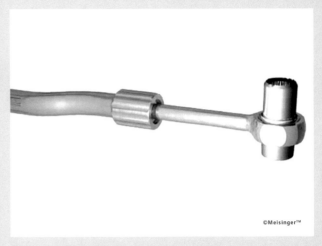

图5-2 手动引导套管（由Meisinger提供）。

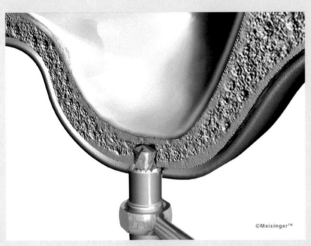

图5-3 通过手动引导套管将牙槽嵴钻孔至距离窦底1mm处（由Meisinger提供）。

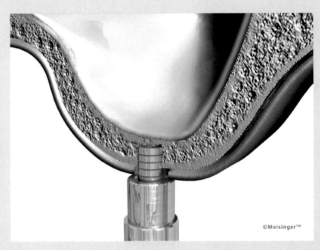

图5-4a 扩大初始备孔（由Meisinger提供）。

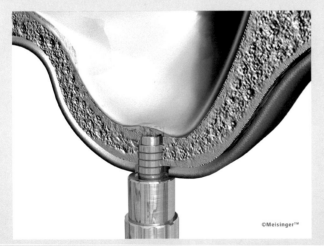

图5-4b 将探具放入钻孔内，用锤轻轻敲，使余留骨发生向内骨折（由Meisinger提供）。

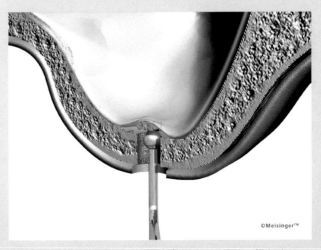

图5-5 手动器械进行初始膜分离（由Meisinger提供）。

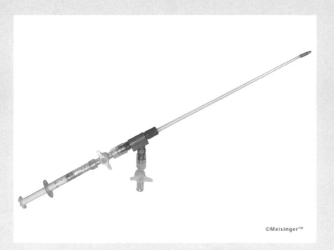

图5-6a 球囊导管和注射器（由Meisinger提供）。

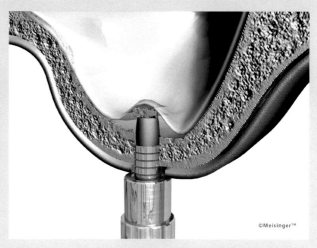

图5-6b 球囊导管插入手用导管中，并进行第一次充气（由Meisinger提供）。

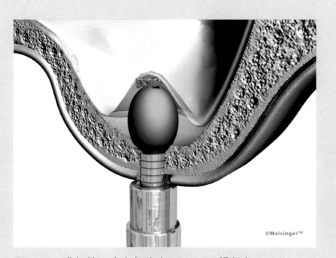

图5-7a 进行第二次充气（由Meisinger提供）。

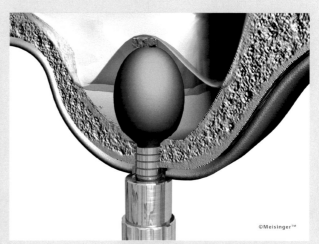

图5-7b 进行最后一次充气（大约充气5次能完成窦膜分离）（由Meisinger提供）。

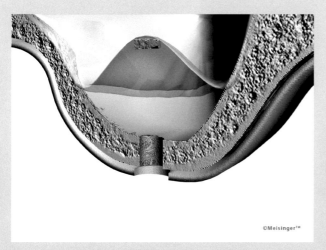

图5-7c 膜提升的最终高度（由Meisinger提供）。

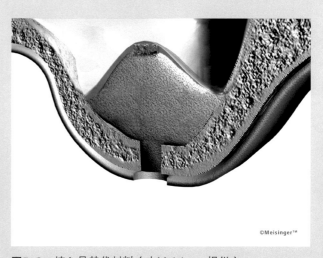

图5-8 植入骨替代材料（由Meisinger提供）。

Meisinger技术：Benner教授等的临床病例

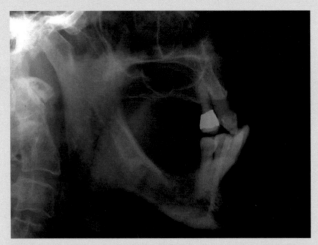

图5-9a 初始的X线片（球囊提升术之前）（由Meisinger 提供）。

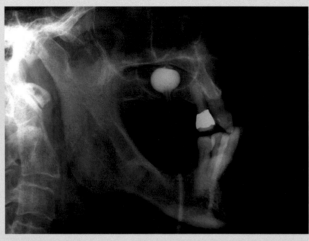

图5-9b 膜分离的评估：含造影剂的X线片（由Meisinger 提供）。

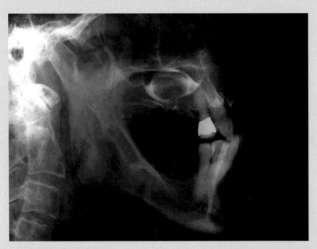

图5-10 完成球囊充气后的膜提升X线片（由Meisinger提 供）。

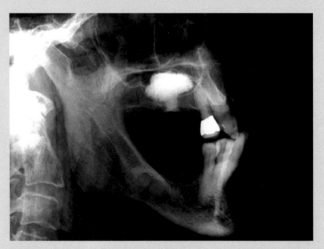

图5-11 骨替代材料植入窦内后最终的X线片（由Meisinger 提供）。

Intralift内提升技术

动物研究表明，如果用流体压力代替气压提升窦膜时，所需的压力可减小（Troedhan等，2010）。Intralift内提升技术是Wainwright等（2007）改良的穿牙槽嵴顶上颌窦底提升术，使用第一个超声工作尖进入窦腔，然后利用流体压力来提升窦膜。

与Summers技术不同的是，种植体可以在二次手术时植入，因此，它没有要求RBH最小值为5mm；如果只有2mm或3mm的原始骨和密质骨，也可以使用但需谨慎（Macia和Louise，2011）。使用超声手术和金刚砂涂层工作尖的主要优点是它们对软组织不产生破坏。

外科步骤和方法

2007年Wainwright等和Acteon公司编制了精细的操作方法，生产了一套适用于Piezotome设备的特殊内提升工具（见第3章，图3-31～图3-34）。

这一操作方法包括3个步骤，使用5个特定的超声工作尖，分别称为TKW1、2、3、4和5（6），金刚砂涂层（除了TKW5）和每2mm的激光标识。

- 第1步：对于牙槽骨高度≤3mm的病例，使用TKW1圆锥形金刚砂工作尖（直径1.35～1.6mm），轻轻"钻"入余留骨至窦膜。如果剩余牙槽骨高度>3mm，先用传统的先锋钻（直径2mm），钻至距窦底2mm处，然后使用TKW2（直径2.10mm）"钻"入，直达窦底。必须小心操作以保证窦膜的完整性（视频5-3）。
- 第2步：使用圆柱形工作尖TKW3和TKW4（直径分别为2.35mm和2.80mm）逐步扩大该位点。使用最大功率（模式1）时，要求同时冲水（80mL/min），以避免骨组织温度过高。最终窝洞的直径应该是2.80mm，但是根据制造商的建议，由于在整个预备过程中金刚砂涂层工作尖的摩擦和轴向的变化，窝洞直径应接近（3.0±0.1）mm（图5-12～图5-25）。
- 第3步：使用TKW5工作尖（直径3mm，因为它是空心的，又称为"喇叭尖"），采用小功率（模式2或模式3，用Piezotome机，40～60mL/min的冲洗），该工作尖插入到钻孔通道至距离窦膜2mm以内，无菌氯化钠溶液5秒内依次（水压力）注入窦内，以达到膜分离的效果。在每次注入后，必须使用一个平滑的深度探针或一个内窥镜来检查膜的完整性和所提升的空间。

成功的关键是控制好钻洞的终末直径。如果扩大太多，水压就会因为边缘的渗漏而减小，而且对水压力作用于膜，以及膜的分离和实际提升高度的评估也比较困难。在用骨移植材料填充提升后产生的腔隙之前，Wainwright等（2007）建议放入一片胶原海绵作为缓冲，以避免窦膜的破损。然后，填入骨移植替代物（小颗粒），用TKW5尖端［低功率（模式4），无须冲水］轻轻将其塞紧，小心不要过度填充，以防此时植入种植体而引起膜破损（图5-26～图5-33；视频5-4）。

在此技术的常规操作中，由于水密性或TKW5工作尖的水密封的不足，导致窦腔外的渗漏（视频5-5），笔者经常在评估窦膜提升的高度时遇到困难。为了避免这种情况的发生，最近介绍了一种改良的内提升技术，它可以更好地控制在窦内的氯化钠溶液。

视频5-3　Intralift内提升技术：膜完整性的控制（F. Louise）。该视频中显示了对这种上颌窦内提升术时膜完整性测试。

视频5-4　Intralift内提升技术：手术完整过程（F. Louise和Y. Macia）。一步步地展示了上颌第一磨牙区在完成这种上颌窦内提升术后的同期种植。

视频5-5　Intralift内提升技术：TKW5工作尖水密性的控制（F. Louise）。该视频展示了原有Intralift内提升术的缺点。

Intralift（Acteon）内提升技术：临床病例

（图5-13b ～ 图5-15、图5-18 ～ 图5-23、图5-25 ～ 图5-27、图5-29、图5-31、图5-33转载得到F. Louise和Y. Macia的同意。The Intralift Technique. In: Dibart S, Dibart JP (eds). Practical osseous surgery in periodontics and implant dentistry. Copyright © 2011 by John Wiley Sons, Inc. Reprinted by permission of John Wiley & Sons, Inc.）

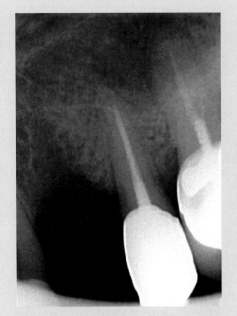

图5-12　口内X线片。

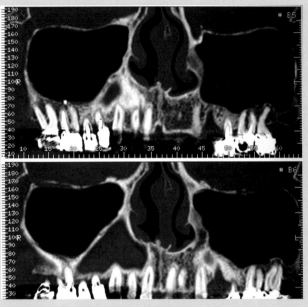

图5-13a　上颌窦提升之前，CT扫描全景切面显示左侧上颌第一前磨牙种植区。

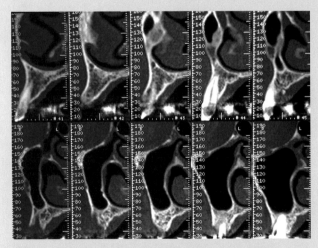

图5-13b　左侧上颌第一前磨牙处的CT冠状面扫描。RBH为6.5 ～ 7mm（Louise和Macia，2011）。

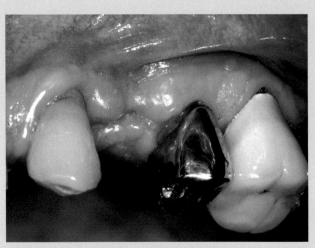

图5-14　左侧上颌第一前磨牙区口内状况（Louise和Macia，2011）。

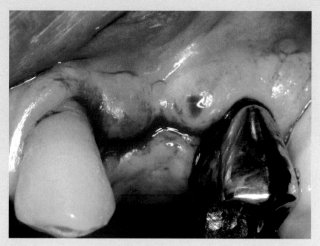

图5-15　牙槽嵴和龈沟内切口（Louise和Macia，2011）。

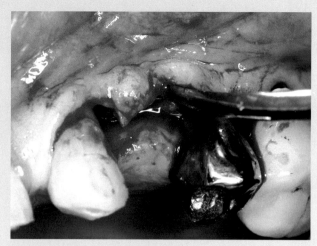

图5-16　翻瓣（评估牙槽嵴骨量）。

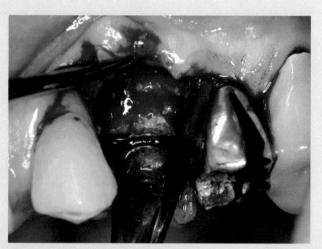

图5-17　翻起全厚瓣。

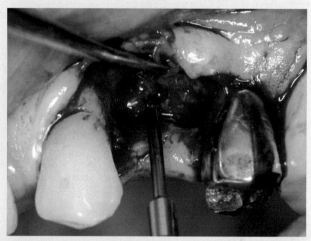

图5-18　直径1.8mm圆形皮质钻（以防遇到坚硬皮质骨）（Louise和Macia，2011）。

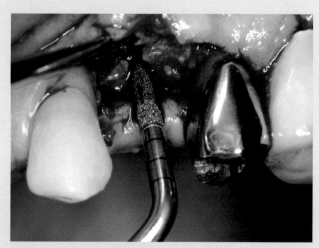

图5-19　使用TKW1超声锥形工作尖（直径1.35～1.6mm）"钻"骨至距离上颌窦底1～1.5mm处（Louise和Macia，2011）。

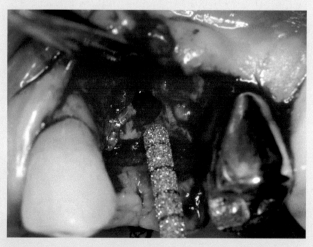

图5-20　使用每2mm有一激光标识的TKW2圆柱形工作尖（直径2.1mm）来扩大该通道（Louise和Macia，2011）。

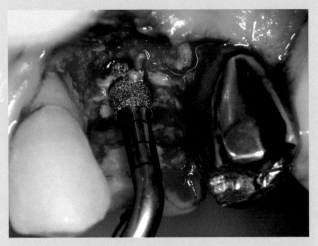

图5-21　使用TKW2尖，小心地除去上颌窦底骨质，直到与窦膜接触（Louise和Macia，2011）。

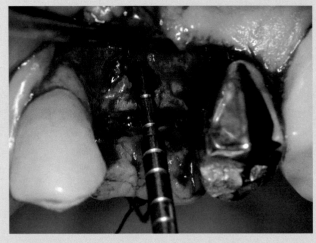

图5-22　使用光滑的球形探头（Noble Biocare）检查窦膜的完整性（Louise和Macia，2011）。

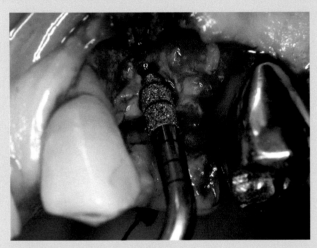

图5-23　插入TKW3来扩大通道（至2.35mm）直到接近窦膜（Louise和Macia，2011）。

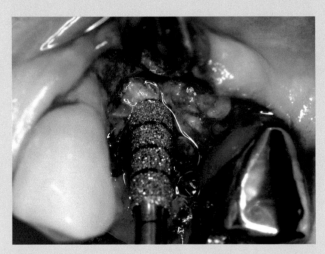

图5-24　使用TKW4尖钻出直径为2.8mm最终通道。

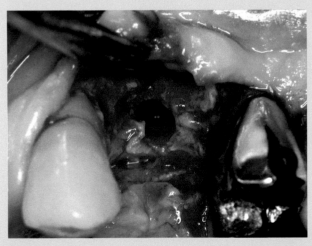

图5-25　在用TKW5之前，种植体植入通道已预备（直径2.8mm）（Louise和Macia，2011）。

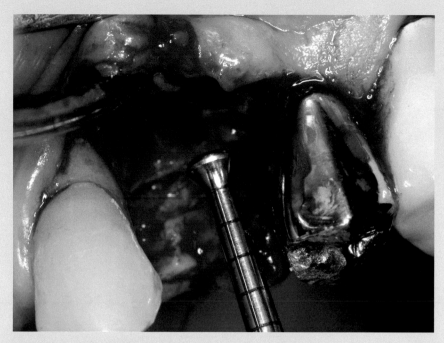

图5-26a　插入TKW5尖。为确保水密性，它必须与预备的通道完全匹配（Louise和Macia，2011）。

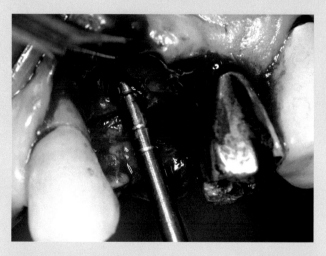

图5-26b　插入TKW5尖以达到膜的水压分离和提升（持续注射生理盐水）（Louise和Macia，2011）。

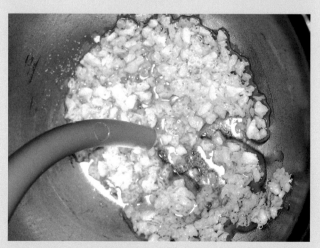

图5-27a　骨替代材料（Bio-Oss小颗粒，Geistlich）（Louise和Macia，2011）。

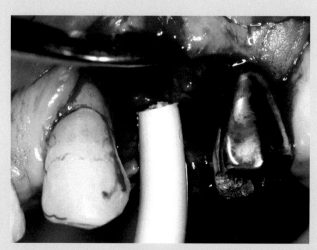

图5-27b　向窦内植入骨替代材料（Louise和Macia，2011）。

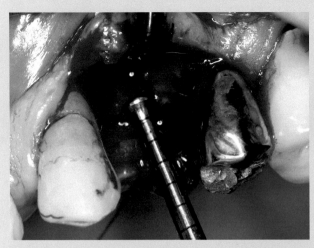

图5-28 "填塞和喷雾"技术：使用TKW5提升骨替代材料。

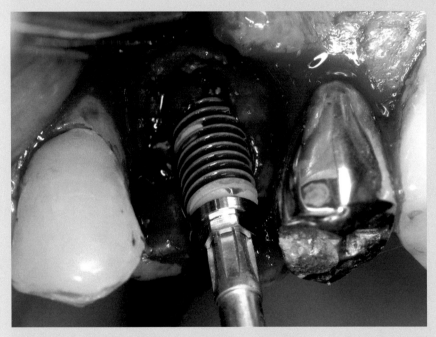

图5-29 种植体植入（Brånemark MkⅢ，10mm×4mm，Nobel Biocare）（Louise和Macia，2011）。

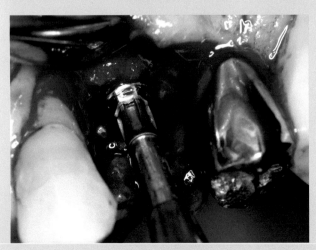

图5-30 种植体稳定就位且扭矩达35Ncm。

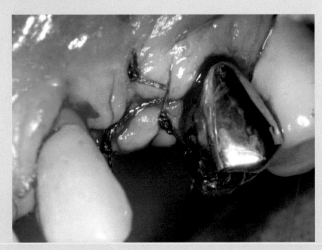

图5-31 切口缝合（间断缝合，Vicryl 4-0线）（Louise和Macia，2011）。

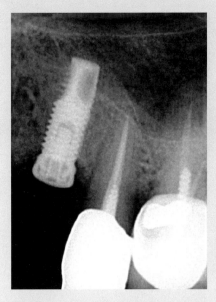

图5-32a 术后6个月口内X线片。

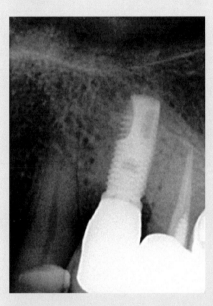

图5-32b 术后18个月口内X线片。

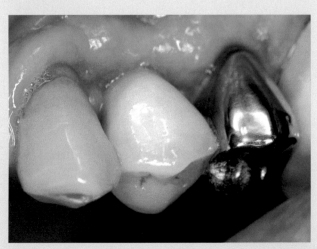

图5-33 最终修复（18个月时的随访）（Louise和Macia，2011）。

改良Intralift内提升技术

与Intralift内提升技术相比，这种改良的手术方法可以更好地控制直接注入窦底的氯化钠溶液的量（图5-34～图5-41）。

这项技术从传统的先锋钻（直径2mm）开始，钻至距离窦底1～1.5mm停止。TKW2工作尖（圆柱形，直径2.1mm）轻轻地钻入，直到它到达窦膜。在这个阶段，TKW4（直径2.80mm）在前钻通道上形成一个2mm深的扩展。这种TKW4的钻入需要一个良好的轴向，没有多余横向切磨，精确加宽的开口通道正好插入TKW5工作尖（图5-36和图5-38a）。

在使用TKW5工作尖进行流体压力作用的膜分离之前，必须检查其工作尖在环形孔洞中是否密封良好。启动超声5秒（氯化钠溶液流速设置为5秒内30mL/min）在窦膜下方产生2.5mL的体积增大。假如窦膜薄，在使用TKW5之前，先放置一个胶原海绵作为缓冲（图5-37和图5-38a；视频5-6和视频5-7）。当在使用TKW5时误用最大功率（Piezotome装置的模式D1）和高流量液体时（超过40mL/min），才会出现窦膜大裂口。

有了这个新步骤（Troedhan等，2010），可以很容易地控制直接注入上颌窦（大约2.5mL）内溶液的量，因为TKW5工作尖与预备好的环形孔洞有更好的水密封性（图5-38a）。这种改良技术使得窦膜提升更可控且更安全。

这项改良技术最后的手术步骤与先前描述的Intralift内提升技术是一样的（图5-39～图5-41）。

视频5-6 完整的改良Intralift内提升技术（由Acteon提供）。该动画由Acteon提供，一步一步地展示了改良Intralift上颌窦水压内提升术的过程。

视频5-7 改良Intralift内提升技术：窦膜完整性。这个视频展示了在使用无创性的金刚砂尖端穿过窦底后，窦膜的完整性（TKW2）。

改良Intralift内提升技术（Acteon）

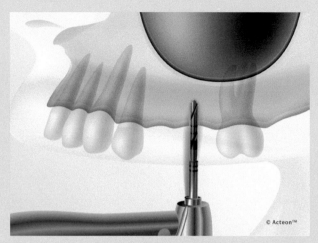

图5-34 改良Intralift内提升技术。先锋钻钻入骨内至距离窦底1~1.5mm处（由Acteon提供）。

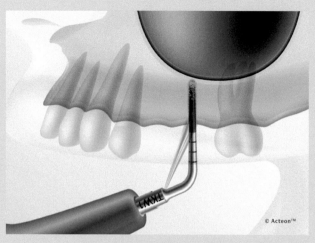

图5-35 使用TKW2尖（圆柱形金刚砂涂层尖端）去除剩余窦底骨质，通到窦膜下（由Acteon提供）。

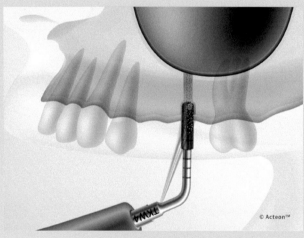

图5-36 使用TKW4尖（直径2.8mm）在最初的2~3mm通道入口处形成一个平台（由Acteon提供）。

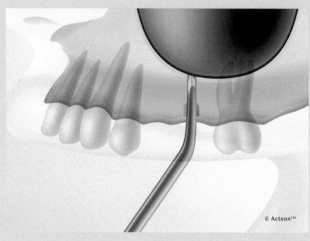

图5-37 填入胶原海绵（窦膜薄时保护窦膜）（由Acteon提供）。

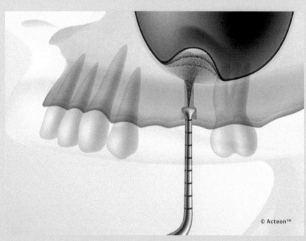

图5-38a 将TKW5尖（直径3mm）封堵平台，启动5秒模式（水流量30mL/min，低功率，模式3）（由Acteon提供）。

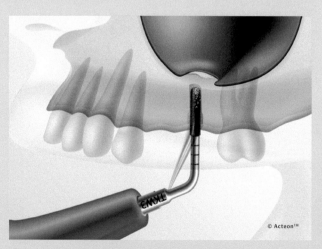

图5-38b 使用TKW3尖扩大通道（由Acteon提供）。

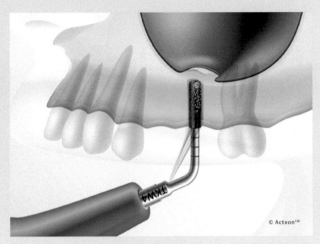

图5-38c 使用TKW4尖（直径2.8mm）进行预备（由Acteon提供）。

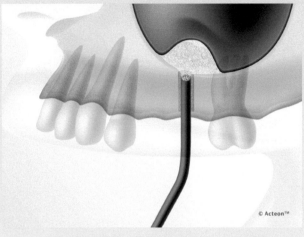

图5-39 骨替代材料植入提升上颌窦（由Acteon提供）。

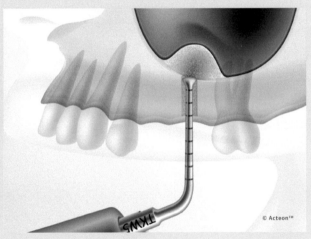

图5-40 使用TKW5将生物材料压实（可选"填塞和喷雾"技术）（由Acteon提供）。

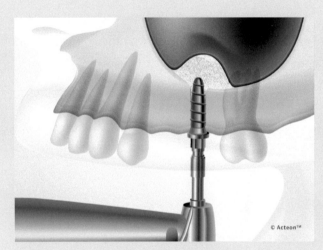

图5-41 种植体植入：根据种植体直径大小，通道可进行机械性地调整（由Acteon提供）。

临床病例

以下展示了采用改良Intralift内提升技术的两例临床病例（图5-42～图5-61；视频5-8和视频5-9）。

另外两例临床病例的口内X线片（图5-62～图5-67）显示出已获得骨再生。用碘造影剂溶液获得液压，获得膜提升高度的即刻影像（膜完整性和膜分离量）（图5-44和图5-63）。

使用超声骨刀和动力水压力的其他穿牙槽嵴顶入路技术已获得进展。图5-68～图5-75展示了Mectron技术（Sinus Physiolift上颌窦物理提升法）。行穿牙槽嵴顶入路上颌窦提升术时，使用超声波压电振动和液压压力这些新技术似乎是可靠的（Baldi等，2011；Kim等，2012）。

尽管这些最新的技术旨在减少手术期间的膜损伤，但它们仍然是相对的"盲"技术，需要全面了解上颌窦解剖，有良好的适应证，以及要有经常进行这类型手术经验丰富的医生。

视频5-8 改良Intralift内提升技术：窦膜完整性控制第二部分（F. Louise）。该视频展示了用内窥镜拍摄使用水压提升的改良内提升术后窦膜完整性。

视频5-9 改良Intralift内提升技术：介入的最后阶段（F. Louise）。该视频全面地说明了介入的最后阶段，展示了窦膜分离后的膜完整性与生物材料的植入。

改良Intralift内提升技术（Acteon）：临床病例1

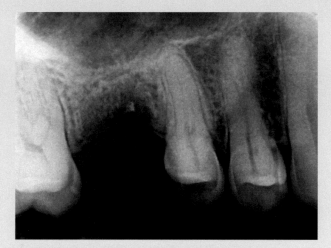

图5-42 右侧上颌第一磨牙区口内X线片。

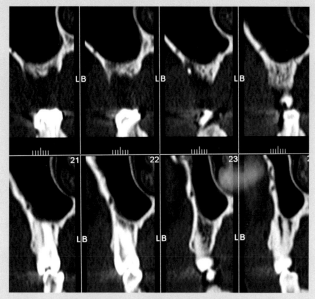

图5-43 右侧上颌第一磨牙区的CT冠状切面。

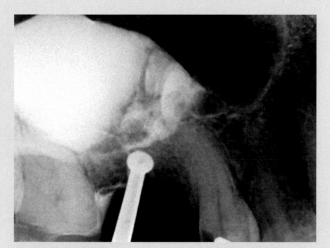

图5-44 窦膜提升的控制：使用TKW5往窦内注入碘造影剂（术中口内X线片）。

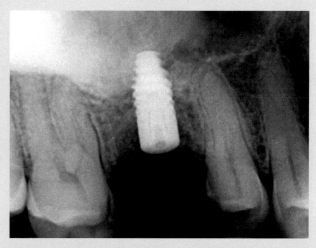

图5-45 种植体植入术后口内X线片（Ankylos，4.5mm×11mm，Dentsply）。

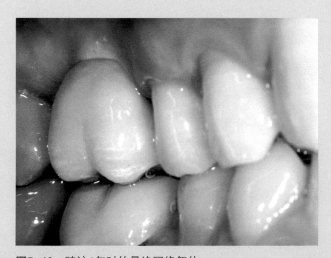

图5-46 随访1年时的最终冠修复体。

改良Intralift内提升技术（Acteon）：临床病例2

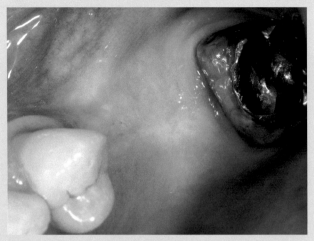

图5-47 手术部位口内照（左侧上颌第二前磨牙与第一磨牙）。

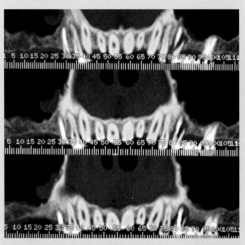

图5-48 全景断层影像。第二前磨牙在CT扫描后拔除，计划3个月后进行种植手术。

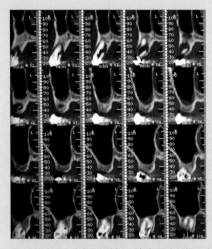

图5-49 左侧上颌第二前磨牙与第一磨牙处的CT扫描冠状切面影像。

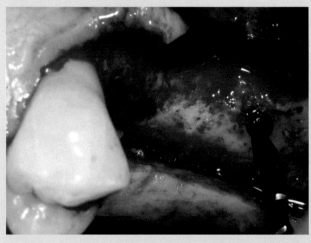

图5-50 初始钻制备两个种植部位（左侧上颌第二前磨牙与第一磨牙）。

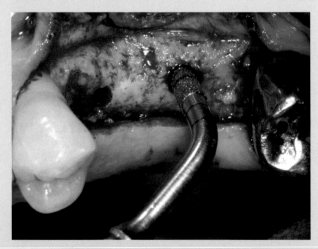

图5-51 插入TKW2（直径2.10mm）钻骨至触及窦膜。

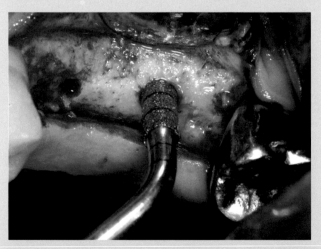

图5-52 使用TKW4尖（直径2.80mm）来扩大入口（2~3mm的深度），使TKW5尖其后能顺利插入。

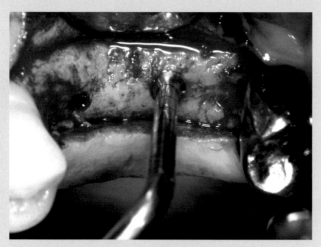

图5-53 使用TKW5尖喷注无菌水以提升膜。由于它有水密性，所以能精确控制膜的水压力提升高度。

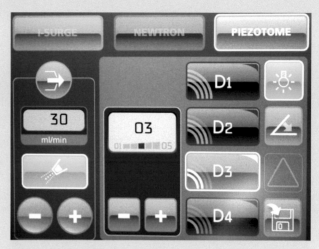

图5-54 使用TKW5尖时正确的Piezotome功率（模式3）和水流量（30mL/min）设置。

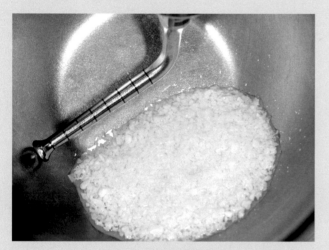

图5-55 骨替代材料，小颗粒（Bio-Oss，Geistlich）。

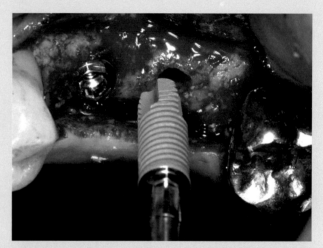

图5-56 左侧上颌第二前磨牙区种植体稳定就位。左侧上颌第一磨牙区种植体植入。

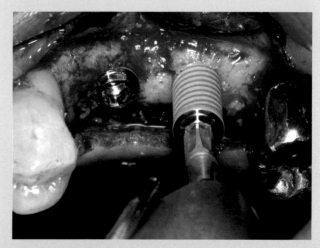

图5-57 左侧上颌第一磨牙区种植体植入（Brånemark MkⅢ，11.5mm×4mm，Nobel Biocare）。

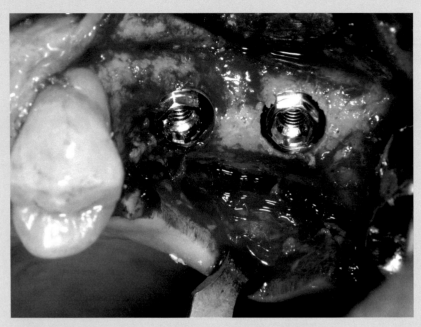

图5-58 两颗种植体稳定就位且扭矩为30Ncm。

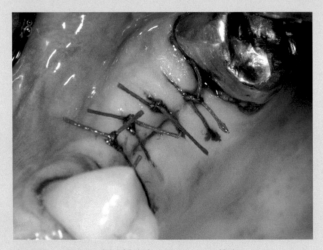

图5-59 瓣缝合（间断缝合，Vicryl 4-0线）。

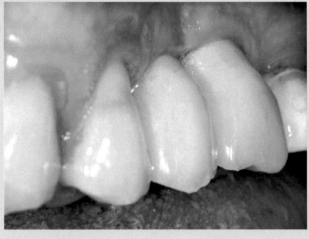

图5-60 最终的修复体：随访2年（修复医生Rouzoul，私人诊所，马赛，法国）。

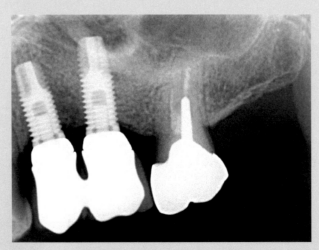

图5-61 随访2年的口内X线片。

改良Intralift内提升技术（Acteon）：影像监控

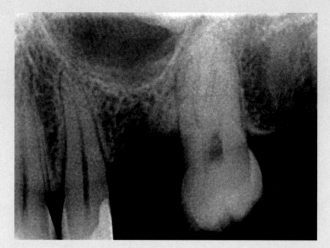

图5-62　左侧上颌第一磨牙口内X线片。

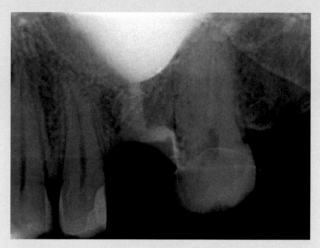

图5-63　术中的口内X线片显示，注射造影剂之后，窦膜提升的量。

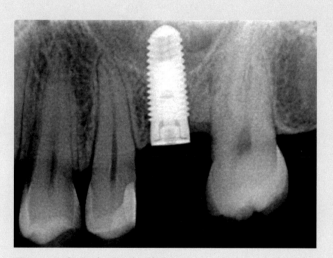

图5-64　术后5个月口内X线片。

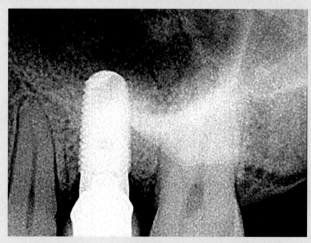

图5-65　术后2年随访口内X线片。

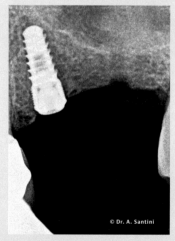

图5-66　口内影像显示在放置TKW5尖之前，TKW4尖所形成的平台（在远中位置）。

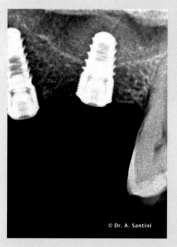

图5-67　术后1年随访口内影像（由A. Santini医生提供，私人诊所，马赛，法国）。

上颌窦Physiolift内提升技术（Mectron）

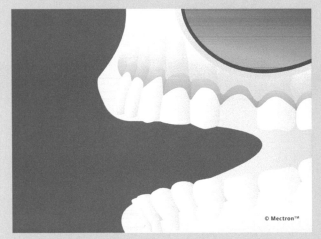

图5-68 初始情况。上颌窦底与牙槽嵴顶之间的高度至少3mm（由Mectron提供）。

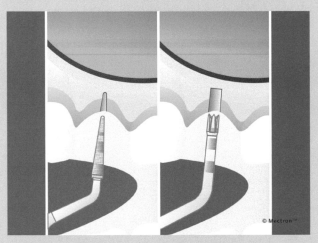

图5-69 使用IM1 SP和IM2 PSP超声工作尖钻骨到距离窦底1~2mm（由Mectron提供）。

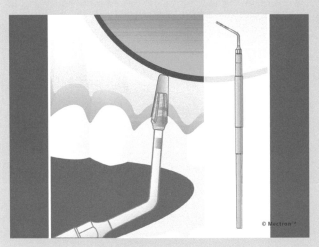

图5-70 使用P2-3 SP超声锥形金刚砂涂层工作尖（末端直径2mm）钻入皮质骨至窦膜（由Mectron提供）。

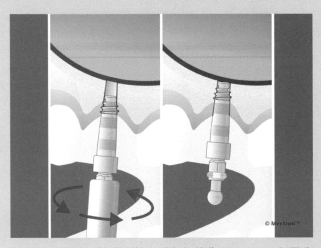

图5-71 将CS1提升器拧入预备好的位置。CS1必须要稳定，以确保提升器的水密性（由Mectron提供）。

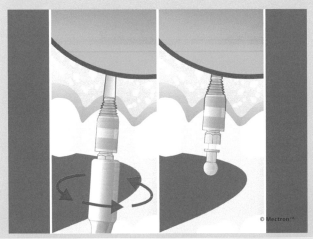

图5-72 如果用CS1无水密性的时候，则可使用CS2（可选）（由Mectron提供）。

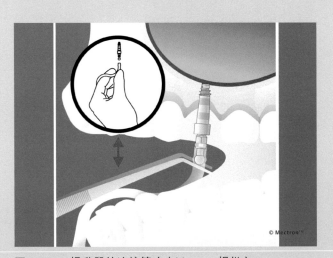

图5-73a 提升器的连接管（由Mectron提供）。

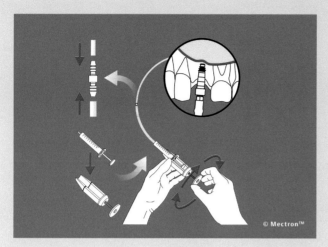

图5-73b 微量注射器（Physiolift提升器）注射2mL生理盐水以使膜提升（由Mectron提供）。

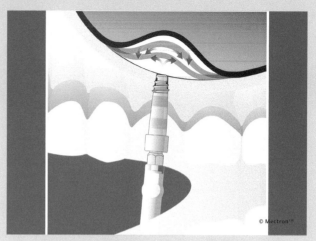

图5-74 水压提升的窦膜随移植材料植入而提升（由Mectron提供）。

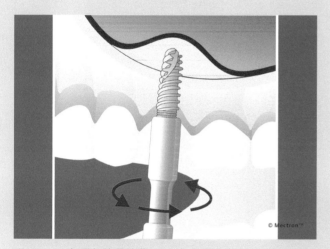

图5-75 在预备的最终位置上植入种植体（由Mectron提供）。

穿牙槽嵴顶上颌窦底提升术的骨移植

在使用穿牙槽嵴顶上颌窦底提升术时，就种植体植入的长期稳定性而言，应考虑是否采用骨移植。据报道，在穿牙槽嵴顶上颌窦底提升术中，结合使用骨移植材料的平均骨增量为（5.0±1.3）mm，而不使用骨移植材料为（3.9±1.0）mm（Nedir等，2013）。

一项3年的随访研究表明，平均RBH为（4.6±1.3）mm时，无论是否有骨移植，均有3mm的骨增量和95.1%的种植体存留率（Si等，2013）。在窦提升术后，窦膜在窦底骨重建中的作用也必须被考虑在内（Troedhan等，2012），即使它的作用似乎是有限的（Rong等，2015）。

根据大多数学者的观点，种植体的高存留率和低并发症发生率，可能与种植体表面更有关系。粗糙的种植体表面似乎效果最好。种植体直径对长期存留率的影响似乎是次要的（Pjetursson等，2008；Javed和Romanos，2015）。

15年来，已经使用各种骨凿技术进行窦底提升，获得了较好的植入效果且微创。如前所述，当RBH≥5mm时，种植体的存留率是最理想的。许多这类手术都需要特殊的设备和一个学习期，但对于经验丰富的临床医生来说，他们可以做到较好的植入效果，同时减少手术费用，并减少并发症（Pjetursson等，2008；Fu，2010）。

穿牙槽嵴顶上颌窦底提升术似乎是"金标准"上颌窦侧壁开窗提升技术的可替代术式，特别是对于单牙种植，或者当上颌窦的解剖妨碍侧壁开窗提升技术使用时。在大多数穿牙槽嵴顶上颌窦底提升术治疗的病例中，种植体的植入可以与窦提升同期进行，减少了患者和医生的治疗时间和手术压力（Simon和Greenfield，2011）。

第6章　术前风险评估和术后护理

Preoperative risk assessment and postoperative care

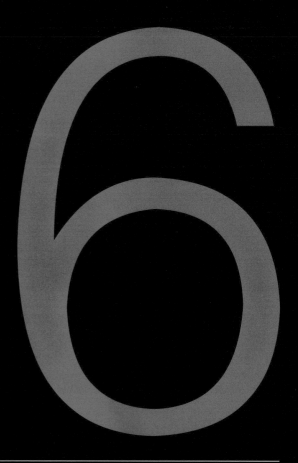

术前风险评估和术后护理

必须对患者进行术前的临床检查和计算机断层扫描（CT），以评估临床和解剖学上的困难，这些都可能导致手术效果不佳和并发症。

必需的术前检查包括以下：

- 病史。
- 口腔卫生状况。
- CT/锥形束CT（CBCT）扫描和全景片；在CBCT上要评估的解剖标志：
  - 上颌窦动脉的位置和范围。
  - 上颌窦间隔的存在，它们的定位和形态类型
  - 穿孔。
  - 上颌窦底和内壁之间的锐角。
- 可能存在上颌窦病理学评估（Jensen等，1998；Ziccardi和Norman，1998）：
  - 慢性鼻腔鼻窦疾病。
  - 牙源性慢性或急性鼻窦炎。
  - 上颌窦真菌病（曲霉病）。
  - 牙源性上颌窦囊肿。

术前风险评估

由于缺乏关于窦病理学诊断的信息（Cote等，2011），所以很难评估窦提升的术前风险。大多数耳鼻喉科专家建议进行术前CT扫描和鼻内检查，特别是在之前有过鼻窦手术、严重的鼻窦炎症（慢性或急性鼻窦炎）、鼻或窦口阻塞的病例中。此时，为了在安全的条件下进行手术，必须要有耳鼻喉科医生的临床评估和同意。

在耳鼻喉区域有病毒性感染的情况下，窦提升手术也应该推迟至少2~3周。

在手术前，需要对患者进行全口牙周刮治术和根面平整，并接受口腔卫生指导，为伤口愈合提供一个良好的环境。患者还应在手术前1小时接受抗生素和抗感染治疗：阿莫西林（2g）和皮质类固醇（泼尼松20mg）。

术后护理和患者管理

术后用药包括：抗生素（阿莫西林，1g，每天2次，术后6天）和皮质类固醇（泼尼松，20mg，每天2次，术后2~3天）或非甾体抗炎药（到术后5天）。根据疼痛情况，必要时用止痛药（对乙酰氨基酚）。术后立即用冰袋敷于术区颊部，手术当天每30分钟敷一次。每天使用2次漱口水（氯己定0.12%）直到拆线。

手术后10~14天可以拆线，恢复正常的口腔卫生护理（图6-1）。

对于使用上颌窦侧壁开窗提升术，且剩余牙槽骨高度（RBH）较低的患者，在进行第二阶段的种植体植入手术前，需要6个月的愈合期。如果RBH的条件允许同期种植，修复体负载前通常需要6个月的愈合期。

对于使用穿牙槽嵴顶上颌窦底提升术，同期种植的患者，常规建议在最终修复体行使功能之前，需要4~6个月愈合期。

上颌窦提升并发症

本文纳入了两篇文献综述，一篇关于上颌窦侧壁开窗提升技术（Pjetursson等，2008），另一篇关于穿牙槽嵴顶上颌窦底提升术（Tan等，2008），描述了上颌窦提升术最常见并发症和种植体的存留率。

术中并发症包括：

- 膜穿孔。
- 出血。
- 骨间隔的存在。
- 囊肿的存在。

在手术中最常见的并发症是上颌窦黏膜穿孔（上颌窦侧壁开窗提升技术、穿牙槽嵴顶上颌窦底提升术分别为20%和4%）。上颌窦穿孔在术后上

颌窦炎的发生以及与种植存留率的可能关系目前尚不清楚（Jabbour和Tourbah，2012；Nolan等，2014）。除了这些主要的并发症外，还有可能出现局部感染、伤口裂开、肿胀、血肿、瘀斑、上颌窦炎、鼻出血和上唇感觉异常等（Jensen等，1994）。

Kim等（2013）发表的一项研究报告了338例上颌窦提升手术，其中使用穿牙槽嵴顶上颌窦底提升术术后上颌窦炎发生率为4%，上颌窦侧壁开窗提升技术则为12%。研究还强调，如果发生了膜穿孔，发生上颌窦炎的可能性会增加。

尽管上颌窦侧壁开窗技术有一些缺点（手术损伤更大），但在多数有大量牙缺失和骨高度不足的情况下，这是一种可预测且可靠的治疗方法，而且发生并发症的风险非常低（Wallace和Froum，2003；Simunek等，2007）。

据报道，采用穿牙槽嵴顶上颌窦底提升术，负载3年后种植体存留率为90%（Pjetursson等，2008）和93%（Tan等，2008）。据此可得出结论：与侧壁开窗提升技术相比，穿牙槽嵴提升技术（尽管在膜分离时仍是"盲"技术）似乎是一种更少的损伤但更不可靠的技术。目前术者是根据病例的诊断和对上颌窦的影像学评估来选择上述两种术式。

术中并发症

膜穿孔

膜穿孔是文献中提到最常见的并发症。上颌窦黏膜是一双层膜（黏骨膜），是由位于内侧覆盖有纤毛柱状上皮细胞的黏膜和位于骨壁侧的骨膜构成。窦膜很薄，所以很容易破裂。根据Pikos（1999）的研究，有10%～35%的病例发生了膜刮伤。根据外科操作和解剖情况，膜穿孔发生率为11%～56%（Farré-Pagès等，2011）。最近一项202例窦提升病例的研究发现，有25.7%病例发生膜损伤和14.9%发生术后并发症，但没有发现术中和术后并发症之间存在联系（Moreno vasquez等，2014）。若使用超声骨刀，比率将下降到

7%，且大部分发生在膜分离的过程中，而不是在骨切开术中（Wallace等，2007年；Toscano等，2010；Weitz等，2014）。

治疗建议

如果是小的穿孔（1～2mm），沿着它的方向，轻轻地继续膜分离将会大大缩小这个洞。最终穿孔的面积将比植入的最大的移植颗粒小，并且不会对组织造成影响也不会影响手术的顺利完成（图6-2～图6-6）。如果有中等大小的穿孔（2～6mm），可以在上面覆盖一层膜来封闭这个穿孔。如果鼻吹气试验阳性（Valsalva试验）（要求患者深呼吸），那么上颌窦即可小心地植骨（图6-7～图6-11；视频6-1）。

在这些病例中，需要合成膜或胶原膜很好地封闭上颌窦穿孔（Testori等，2008）。像Bio-Gide（Geistlich）、Collatape（Zimmer Dental）或Ossix Plus（Ossix Dental）等膜材料均可应用。

为了成功地把人工薄膜放置在穿孔的位置上，应用薄刮匙（如Stiller或Martin）将穿孔周围的窦黏膜完全剥离，以确保胶原膜覆盖超过穿孔边缘外至少1.5～2mm（图6-12～图6-14；视频6-2）。

如果穿孔非常大，可以尝试进行缝合。由于膜很薄和术野的限制，要想成功缝合是很困难的。因此在大多数情况下，若发生膜的大撕裂，上颌窦提升手术将推迟（至少4～6个月）（图6-15～图6-17）。最近的一项研究报道，如果发生膜穿孔，那么种植的存留率会降低（Kim等，2013）。

视频6-1　上颌窦黏膜中等大小穿孔的修补（F. Louise）。该视频展示使用Bio-Gide（Geistlich）膜完整封闭上颌窦黏膜中等大小的意外穿孔。

视频6-2　上颌窦黏膜大穿孔的修补（F. Louise）。该视频显示在大的窦膜穿孔上，Bio-Gide（Geistlich）膜的密封性。

膜穿孔和治疗建议

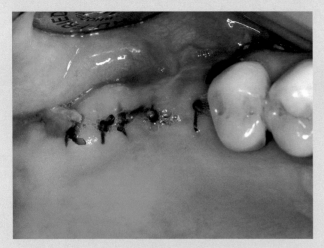

图6-1　侧壁开窗提升技术：愈合10天，拆线前口内照。

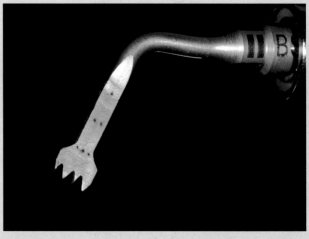

图6-2a　BS1锯形工作尖：用于几乎所有类型的骨。当靠近软组织、上颌窦动脉和上颌窦黏膜时有危险。

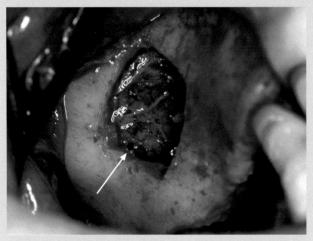

图6-2b　小的上颌窦黏膜穿孔（1～1.5mm；箭头示）：因错用BS1造成。

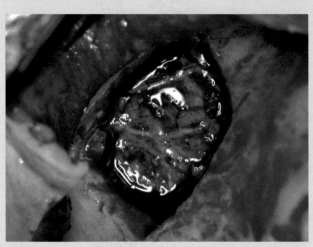

图6-3　窦膜分离后，穿孔的大小通常会减小，小于大颗粒的骨移植材料（Bio-Oss，Geistlich：1～2mm）。

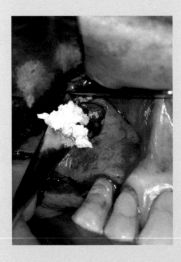

图6-4　植入生物材料（Bio-Oss，Geistlich：大颗粒）。

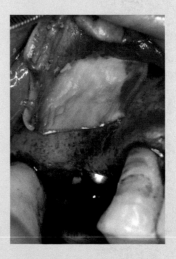

图6-5　种植体植入后用Bio-Gide（Geistlich）膜覆盖骨窗部位。

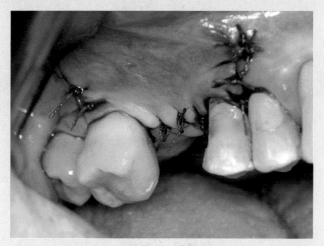

图6-6 瓣缝合（间断缝合，Vicryl 4-0线）。

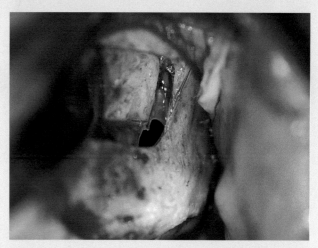

图6-7 由于骨瓣的右下缘很粗糙，中等大小的窦膜穿孔（直径3mm或4mm）。

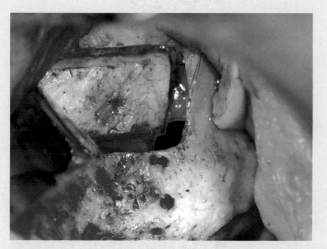

图6-8 中等大小的窦膜穿孔。

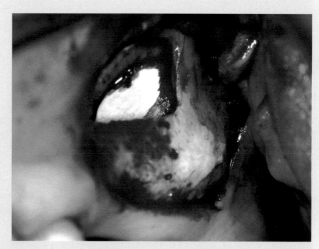

图6-9 将胶原屏障膜（Bio-Gide，Geistlich）进行修整，以密封穿孔。

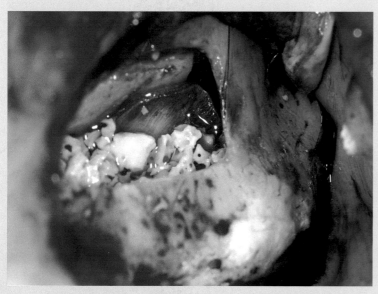

图6-10 在胶原屏障膜上小心植入Bio-Oss生物材料（Geistlich，大颗粒），以密封穿孔。

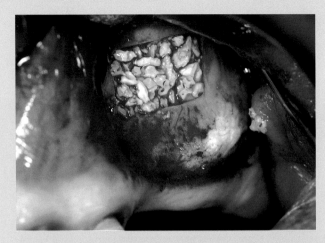

图6-11 窦已填满。

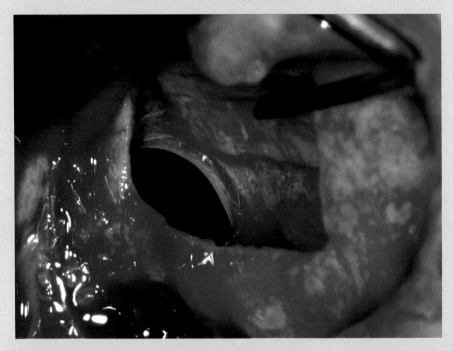

图6-12 大的窦膜穿孔（直径6mm）。

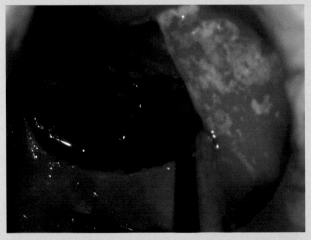

图6-13 大的窦膜穿孔周围的黏膜完全分离（薄而光滑的 Stiller刮匙）。

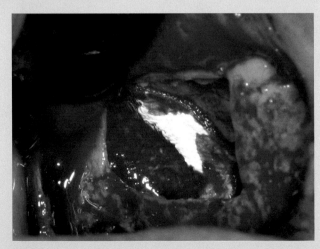

图6-14 调整胶原屏障膜（Bio-Gide，Geistlich）以密封穿孔。

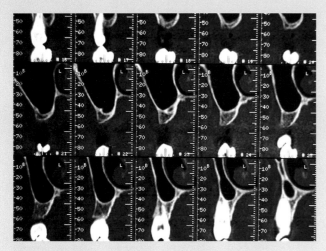

图6-15　CT扫描（冠状面）可见一薄层窦膜。

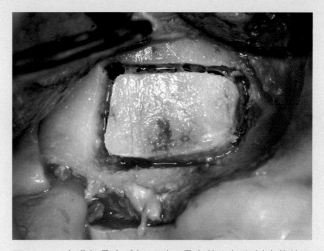

图6-16　在进行骨皮质切开时，骨窗的上部和侧边薄的上颌窦黏膜的穿孔。

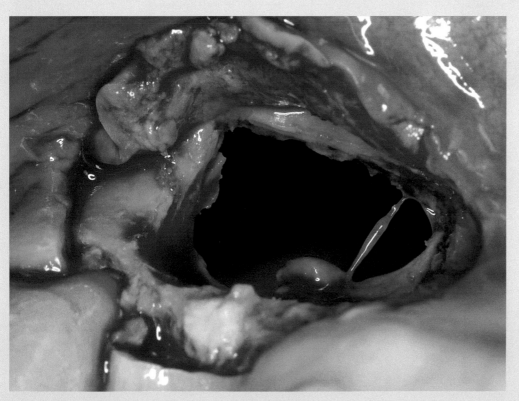

图6-17　完全撕裂的窦膜。上颌窦提升术必须推迟到膜愈合后（6个月）。

出血和骨间隔的存在

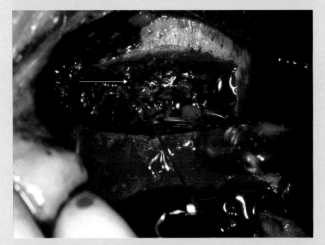

图6-18 喷射出血（箭头示），是由于窦动脉受损。

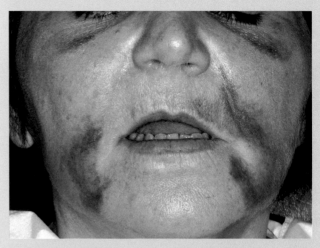

图6-19 双侧窦动脉损伤至大范围的双侧血肿，术后第15天（同期双侧上颌窦提升）。

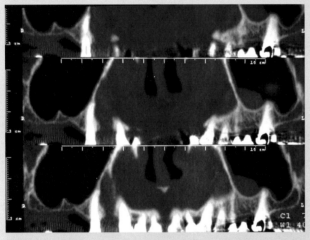

图6-20 全景CT扫描显示右侧上颌窦有骨间隔存在（图像的左侧）。

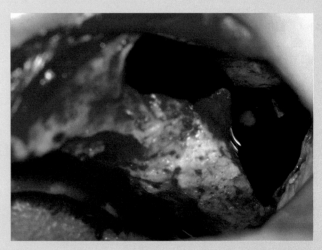

图6-21 术中可见一尖锐且高的骨间隔，增加膜撕裂的风险。

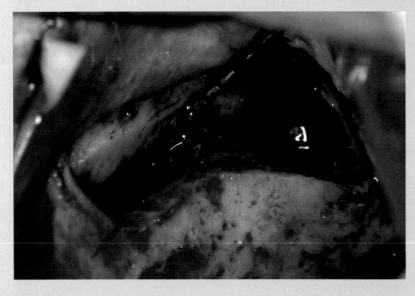

图6-22 用超声骨刀去除骨间隔，比如BS4（Acteon）。

出血

在骨切开术中，直径达2mm的上颌窦内动脉（AAA）发生损伤（见第2章）能引起明显出血，影响手术的视野，增加窦膜穿孔的风险（Lee和Brisk，2010）。如果动脉存在于骨内，血管就不能缝合，但是可以通过在出血区域涂上一层骨蜡以止血。

出于同样的原因，应避免在远中做过高的松弛切口，以防止上牙槽后动脉损伤。

使用超声手术似乎是预防血管损伤的一个非常有用的方法（Weitz，2014）。然而，伴随AAA的损伤，就可能出现严重的术后血肿（图6-18和图6-19）。

骨间隔的存在

根据骨间隔的位置、高度和厚度，在开窗时可以避开、修整或完全切除骨间隔。使用超声骨刀（BS4工作尖，Acteon）切割或修整骨间隔，以确保上颌窦黏膜分离时更加安全（图6-20~图6-22）。有时，可以实施两骨皮质切开术（即两个不同的骨窗）。在RBH条件允许的情况下，穿牙槽嵴顶上颌窦底提升术可能是更安全的选择。

囊肿的存在

上颌窦囊肿通常很难通过术前常规检查（CBCT和ENT）来确诊。进行侧壁开窗提升术时，有时可在术中发现。图6-23~图6-27显示乳脂状囊肿的摘除。在这类病例中，囊肿必须完全摘除。如果在这个过程中窦膜发生破裂，为了能够安全地进行窦提升和剩余骨使种植体植入获得良好的稳定性，以获得可预期的长期预后，必须至少6个月后进行第二次手术（图6-28~图6-37）。

黏液囊肿可位于窦下部，通常无症状，在CBCT上，可见密度相一致的液体和界限清晰的圆形不透明影像。可以用胰岛素注射器轻轻地吸尽其内容物（图6-38~图6-47）。

术后并发症

术后并发症包括：
· 鼻窦感染。
· 水肿。
· 切口裂开。
· 窦口阻塞。

鼻窦感染

术前存有鼻窦炎症状可能会对愈合期骨移植材料和种植体之间的骨结合产生消极影响。因此，需要特别注意对病例的术前和术中评估，以防止这种风险（Strietzel，2004）。急性鼻窦炎是最常见的术后并发症。患者主诉有鼻腔流脓、面部疼痛和/或头痛。可能的不同病因有：术中不规范的无菌操作，术前未发现的鼻窦炎，术中发生的膜破裂（Kim等，2013），或者有未处理的口腔感染。窦提升术后产生的急性鼻窦炎可以用抗生素和血管收缩剂治疗，但是大多数时候要辅以鼻窦冲洗和消除术前未被发现的（口腔）感染。此外，还必须清除移植材料。

切口裂开

切口裂开通常与缝合不良和缺乏术后水肿的控制有关。缝合处裂开会暴露膜屏障（侧壁开窗提升术）和/或可能易于造成移植材料的污染。此时应该立即重新缝合裂开的切口以避免这些问题（图6-48和图6-49）。

窦口阻塞

保护窦口的通畅以避免发生窦积血或急性鼻窦炎，否则需要行上颌窦口扩大术（Pommer等，2012）。

手术前，应特别注意鼻窦内的任何牙髓治疗超充糊剂，因为糊剂可能会移往窦口造成窦口阻塞，或产生曲霉菌病。

大多数术后并发症可以通过上颌窦骨增量术前仔细的体格检查和CT检查来避免。

上颌窦提升术和上颌窦囊肿：临床病例1

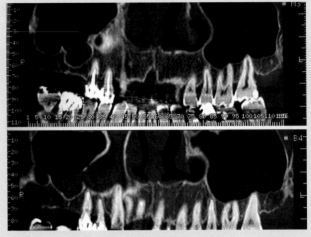

图6-23　CT扫描全景片可见右侧上颌窦囊肿。

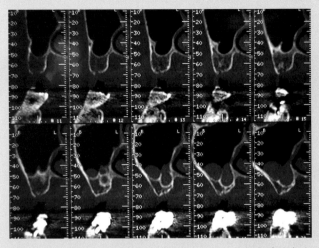

图6-24　右侧上颌窦的CT扫描冠状面观。注意囊肿的存在和复杂的窦底解剖。

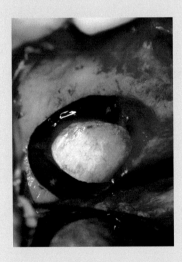

图6-25　制备骨窗（圆形金刚砂涂层钻头）。

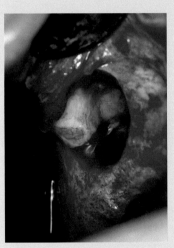

图6-26　囊肿刮除。

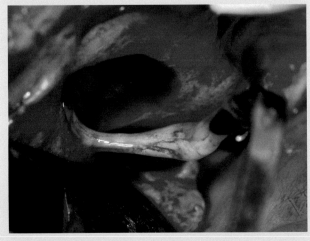

图6-27　完整摘除囊肿。

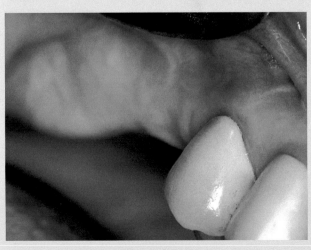

图6-28　术后6个月口内观（二次手术时）。

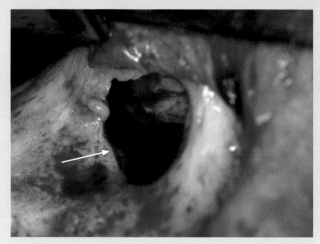

图6-29 上颌窦膜已愈合。在第一次手术后，由于其修复较脆弱，使膜剥离过程中出现一小到中等大小的穿孔（箭头示）。

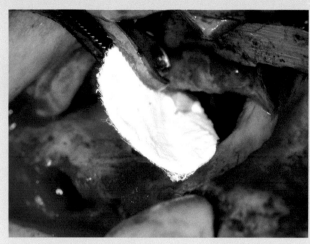

图6-30 修整胶原屏障膜（Bio-Gide，Geistlich）覆盖穿孔处。

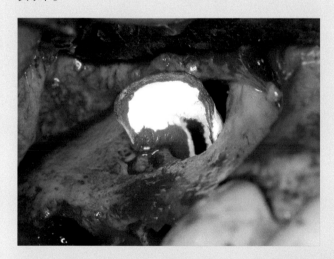

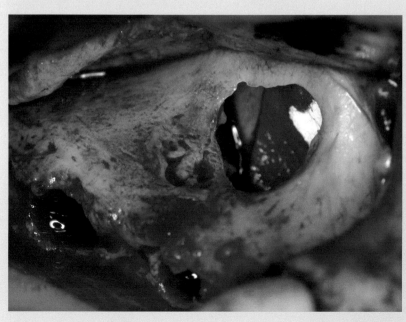

图6-31 血液浸湿的胶原膜完全封闭了穿孔周围的窦膜。

图6-32 胶原屏障膜最终位置和气密控制（Valsalva试验）。

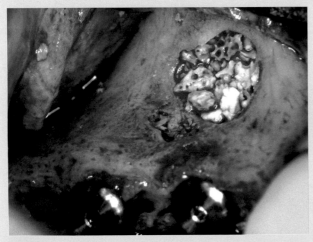

图6-33　上颌窦骨增量和种植体植入（Brånemark MkⅢ，Noble Biocare）。

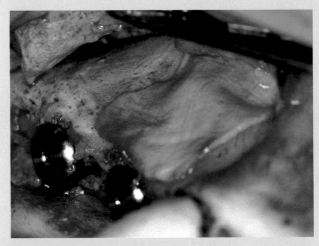

图6-34　瓣缝合前，胶原膜Bio-Gide（Geistlich）覆盖移植区骨窗口。

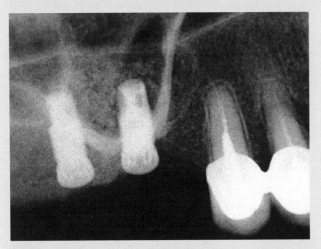

图6-35　种植术后6个月负载前口内X线片。

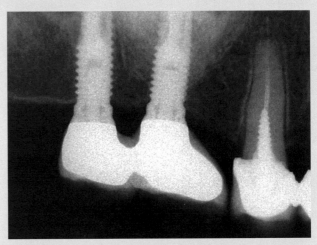

图6-36　修复负载2年后随访口内X线片（Dr. Y. Macia）。

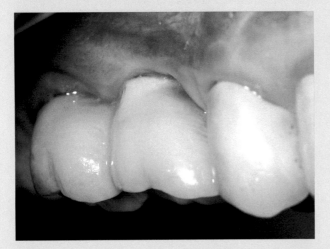

图6-37　修复体负载2年后随访时冠的情况。

上颌窦提升术和上颌窦黏液囊肿：临床病例2

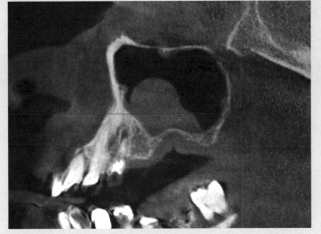

图6-38 左侧上颌窦内黏液囊肿（CBCT矢状面）。

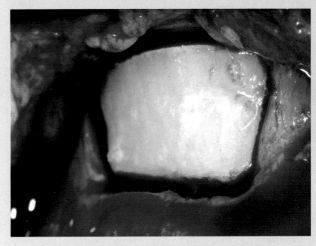

图6-39 认真预备骨窗。

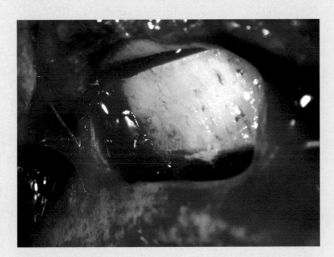

图6-40 骨瓣提升。

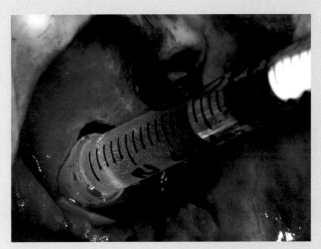

图6-41 囊液吸出：用细针和胰岛素注射器吸出清亮的液体。

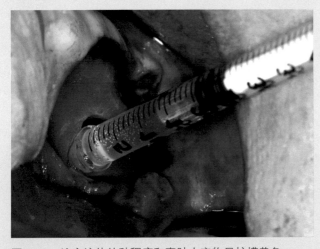

图6-42 注意液体的黏稠度和囊肿内容物呈柠檬黄色。

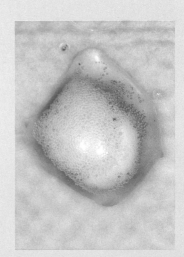

图6-43 囊肿内容物送细胞学检查。

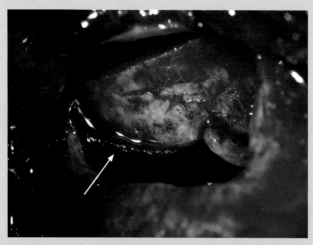

图6–44　摘除囊膜（箭头示），与上颌窦黏膜分离。

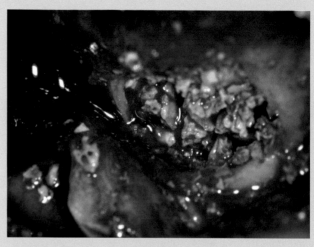

图6–45　上颌窦内植入骨移植物。

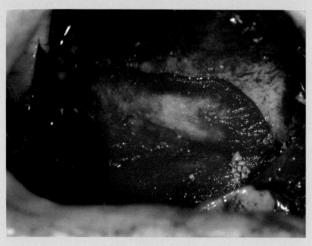

图6–46　胶原膜（Bio–Gide，Geistlich）覆盖在已填充的窦上方。

Examen N° : **HHH1313295**

ODONTO.POLYVALENTE-PAVILLON-TA
APHM TIMONE ADULTES
13385 MARSEILLE

Exemplaire adressé à : Pr LOUISE

LIQUIDE D'UN KYSTE SOUS MUQUEUX

Il s'agit du produit d'aspiration d'un kyste sinusien gauche. On met en évidence un matériel mucineux éosinophile, peu cellulaire. Les éléments en présence sont représentés par des lymphocytes des plasmocytes. Présence également de noyaux nus isolés avec des contours réguliers et une chromatine assez dense homogène.

CONCLUSION
Contenu d'un kyste mucoïde avec des remaniements inflammatoires chroniques non spécifiques. Aucune image suspecte de malignité.

MB
P044064

Le 24/05/2013
Dr. DEL GRANDE Jean

图6–47　病理报告证实为黏液囊肿。

术后并发症

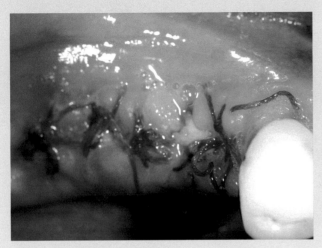

图6-48 术后10天，切口线处裂开。该上颌窦提升术临床病例中，将骨瓣作骨移植。

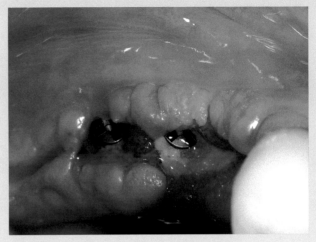

图6-49 术后20天，固定螺钉和移植骨物暴露。有明显的手术失败风险。

参考文献

第1章

Barone A, Orlando B, Tonelli P, Covani U. Survival rate for implants placed with and without sinus augmentation: a comparative cohort study. J Periodontol 2011;82:219–226.

Esposito M, Felice P, Worthington HV. Interventions for replacing missing teeth: augmentation procedures of the maxillary sinus. Cochrane Database Syst Rev 2014;5:CD008397.

Kent JN, Block MS. Simultaneous maxillary sinus floor bone grafting and placement of hydroxyapatite-coated implants. J Oral Maxillofac Surg 1989;47:238–242.

Mendoncxa JA, Francischone CE, Senna PM, Matos de Oliveira AE, Salles Sotto-Maior B. A retrospective evaluation of the survival rates of splinted and non-splinted short dental implants in posterior partially edentulous jaws. J Periodontol 2014;85:787–794.

Monje A, Suarez F, Galindo-Moreno P, Garcia-Nogales A, Fu JH, Wang HL. A systematic review on marginal bone loss around short dental implants (< 10 mm) for implant-supported fixed prostheses. Clin Oral Implants Res 2014;25:1119–1124.

Rasperini G, Camello L, Dellavia C, Pellegrini G, Simion M. La greffe des alvéoles postérieures maxillaires diminue la nécessité de comblement des sinus. Parodont Dent Rest 2010;30:265–273.

Tatum H. Maxillary and sinus implant reconstruction. Dent Clin North Am 1986;30:207–229.

第2章

Aimetti M, Massei G, Morra M, Cardesi E, Romano F. Correlation between gingival phenotype and Schneiderian membrane thickness. Int J Oral Maxillofac Implants 2008;23:1128–1132.

Blus C, Szmukler-Moncler S, Salama M, Salama H, Garber D. Sinus bone grafting procedures using ultrasonic bone surgery: 5-year experience. Int J Periodontics Restorative Dent 2008:28: 221–229.

Cortes AR, Cortes DN, Arita ES. Effectiveness of piezoelectric surgery in preparing the lateral window for maxillary sinus augmentation in patients with sinus anatomical variations: a case series. Int J Oral Maxillofac Implants 2012;27:1211–1215.

Elian N, Wallace S, Cho SC, Jalbout SN, Froum S. Distribution of the maxillary artery as it relates to sinus floor augmentation. Int J Oral Maxillofac Implants 2005;20:784–787.

Ella B, Sedarat C, Da Costa Noble R. Vascular connections of the lateral wall of the sinus: surgical effect in sinus augmentation. Int J Oral Maxillofac Implants 2008;23:1047–1052.

Hamdy RM, Abdel-Wahed N. Three-dimensional linear and volumetric analysis of maxillary sinus pneumatization. J Adv Res 2014;5:387–395.

Janner SFM, Caversaccio MD, Dubach P, Sendi P, Buser D, Bornsteinmm. Characteristics and dimensions of the Schneiderian membrane: a radiographic analysis using cone beam computed tomography in patients referred for dental implant surgery in the posterior maxilla. Clin Oral Implants Res 2011;22:1446–1453.

Jensen OT, Shulman LB, Block MS, Lacono VJ. Report of the Sinus Consensus Conference of 1996. Int J Oral Maxillofac Implants 1998;13:11–45.

Mardinger O, Abba M, Hirshberg A, Schwartz-Arad D. Prevalence, diameter and course of the maxillary intraosseous vascular canal with relation to sinus augmentation procedure: a radiographic study. Int J Oral Maxillofac Surg 2007;36:735–738.

Monje A, Catena A, Monje F. Maxillary sinus lateral wall thickness and morphologic patterns in the atrophic posterior maxilla. J Periodontol 2014;85:676–682.

Nimigean V, Nimigean VR, Maru N, Salavastru DI, Badita D, Tuculina MJ. The maxillary sinus floor in the oral implantology. Rom J Morphol Embryol 2008;49:485–489.

Pommer B, Ulm C, Lorenzoni M, Palmer R, Watzek G, Zechner W. Prevalence, location and morphology of maxillary sinus septa: systematic review and meta-analysis. J Clin Periodontol 2012;39: 769–773.

Rosano G, Taschieri S, Gaudy JF, Del Fabbro M. Maxillary sinus vascularization: a cadaveric study. J Craniofac Surg 2009;20: 940–943.

Rosano G, Taschieri S, Gaudy JF, Weinstein T, Del Fabbro M. Maxillary sinus vascular anatomy and its relation to sinus lift surgery. Clin Oral Implants Res 2011;22:711–715.

Rysz M, Ciszek B, Rogowska M, Krajewski R. Arteries of the anterior wall of the maxilla in sinus lift surgery. Int J Oral Maxillofac Surg 2014;43:1127–1130.

Shanbhag S, Karnik P, Shirke P, Shanbhag V. Cone-beam computed tomographic analysis of sinus membrane thickness, ostium patency, and residual ridge heights in the posterior maxilla: implications for sinus floor elevation. Clin Oral Implants Res 2014;25:755–760.

Taschieri S, Rosano G. Management of the alveolar antral artery during sinus floor augmentation procedures. J Oral Maxillofac Surg 2010;68:230.

Testori T. Maxillary sinus surgery: anatomy and advanced diagnostic imaging. Int Dent African Ed 2010;2:6–15.

Testori T, Wallace SS, Del Fabbro M. Repair of large sinus membrane perforations using stabilized collagen barrier membranes: surgical techniques with histologic and radiographic evidence of success. Int J Periodontics Restorative Dent 2008;28:9–17.

Toscano NJ, Holtzclaw D, Rosen PS. The effect of piezoelectric use on open sinus lift perforation: a retrospective evaluation of 56 consecutively treated cases from private practices. J Periodontol 2010;81:167–171.

Velloso GR. Tridimensional analysis of maxillary sinus anatomy related to sinus lift procedure. Implant Dent 2006;15:193–195.

Wallace SS, Froum SJ. Effect of maxillary sinus augmentation on the survival of endosseous dental implants. A systematic review. Ann Periodontol 2003;8:328–336.

第3章

Annibali S, Cristalli MP, La Monaca G, et al. Greffe du sinus maxillaire avec allogreffe minéralisée et deshydratée par solvant : étude longitudinale d'un cas (in French). Implant 2011;17:535–545.

Artzi Z, Weinreb M, Givol N, et al. Biomaterial resorption rate and healing site morphology of inorganic bovine bone and ß-tricalcium phosphate in the canine: A 24 month longitudinal histologic study and morphometric analysis. Int J Oral Maxillofac Implants 2004;19:357–368.

Baldi RD, Menini M, Pera F, Ravera G, Pera P. Sinus floor elevation using osteotomes or piezoelectric surgery. Int J Oral Maxillofac Surg 2011;40:497–503.

Cricchio G, Sennerby L, Lundgren S. Sinus bone formation and implant survival after sinus membrane elevation and implant placement: a 1 to 6 year follow up study. Clin Oral Implants Res 2011;22:1200–1212.

Del Fabbro M, Testori T, Francetti L, Weinstein R. Systematic review of survival rates for implants placed in the grafted maxillary sinus. Int J Periodontics Restorative Dent 2004;24:565–577.

Froum SJ, Wallace SS, Elian N, Cho SC, Tarnow DP. Comparison of mineralized cancellous bone allograft (Puros) and anorganic bovine bone matrix (BioOss) for sinus augmentation. Histomorphometry at 26 to 32 weeks after grafting. Int J Periodontics Restorative Dent 2006;26:543–551.

Haas R, Baron M, Donath K, Zechner W, Watzek G. Porous hydroxyapatite for grafting the maxillary sinus: a comparative histomorphometric study in sheep. Int J Oral Maxillofac Implants 2002;17:337–346.

Handschel J, Simonowska M, Naujoks C, et al. A histomorphometric meta-analysis of sinus elevation with various grafting materials. Head Face Med 2009;5:1–10.

Hatano N, Shimizu Y, Ooya K. A clinical long term radiographic evaluation of graft height changes after maxillary sinus floor augmentation with a 2:1 autogenous bone/xenograft mixture and simultaneous placement of dental implants. Clin Oral Implants Res 2004;15:339–345.

John HD, Wenz B. Histomorphometric analysis of natural mineral for maxillary sinus augmentation. Int J Oral Maxillofac Implants 2004;19:199–207.

Kim DM, Nevins ML, Camelo M, Borges- Camelo JM, Schupbach P, Hanratty JJ. The efficacy of demineralized bone matrix and cancellous bone chips for maxillary sinus augmentation. Int J Periodontics Restorative Dent 2009;29:415–423.

Klijn RJ, Meijer GJ, Bronkhorst EM, Jansen JA. A meta-analysis of histomorphometric results and graft healing time of various biomaterials compare to autologous bone used as sinus floor augmentation material in humans. Tissue Eng Part B Rev 2010;16:493–507.

Louise F, Macia Y. Can piezoelectric surgery change daily dental practice? Australas Dent Pract 2009;May–Jun:140–144.

Macia Y, Louise F. The atraumatic extraction using the Piezotome. In: Dibart S, Dibart JP. Practical Osseous Surgery in Periodontics and Implant Dentistry. Ames: Wiley-Blackwell, 2011a:135–146.

Macia Y, Louise F. The Intralift technique. Practical osseous surgery in periodontics and implant dentistry. In: Dibart S, Dibart JP. Practical Osseous Surgery in Periodontics and Implant Dentistry. Ames: Wiley-Blackwell, 2011b:147–156.

Manso MC, Wassal T. A 10-year longitudinal study of 160 implants simultaneous installed in severely atrophic posterior maxillas grafted with autogenous bone and a synthetic bioactive resorbable graft. Implant Dent 2010;19: 351–360.

Nevins M, Fiorelli JP. The maxillary sinus floor augmentation procedure to support implant prostheses. In: Nevins M, Mellonig JT (eds). Implant Therapy: Clinical approaches and evidence of success. Chicago: Quintessence, 1998:171–195.

Nkenke E, Stelzle F. Clinical outcomes of sinus floor augmentation for implants placement using autogenous bone or bone substitutes. A systematic review. Clin Oral Implants Res 2009;20:124–133.

Noumbissi SS, Lozada JL, Boyne PJ, Rohrer MD, Clem D, Kim JS. Clinical, histological and histomorphometric evaluation of mineralized solvent dehydrated bone allograft (Puros) in human maxillary sinus grafts. J Oral Implantol 2005;31:171–179.

Pettinicchio M, Traini T, Murmura G, et al. Histologic and histomorphometric results of three bone graft substitutes after sinus augmentation in humans. Clin Oral Investig 2012;16:45–53.

Scarano A, Pecora G, Piatelli M, Piatelli A. Osseointegration in a sinus augmented with bovine porous bone mineral. Histological results in an implant retrieved 4 years after insertion. A case report. J Periodontol 2004;75:1161–1166.

Stavropoulos A, Becker J, Capsius B, Açil Y, Wagner W, Terheyden H. Histological evaluation of maxillary sinus floor augmentation with recombinant human growth and differentiation factor-5-coated ß-tricalcium phosphate: results of a multicenter randomized clinical trial. J Clin Periodontol 2011;38:966–974.

Summers RB. A new concept in maxillary implant surgery: the osteotome technique. Compend Contin Educ Dent 1994;15:152–158.

Tarnow DP, Wallace SS, Froum SJ. Histologic and clinical comparison of bilateral sinus floor elevations with and without barrier membrane placement in 12 patients: Part 3 of an ongoing prospective study. Int J Periodontics Restorative Dent 2000;20:116–125.

Tawil G. Mawla M. Sinus floor elevation using a bovine bone material (BioOss) with or without the concomitant use of a bilayered collagen barrier (BioGide): a clinical report of immediate and delayed implant placement. J Oral Maxilofac Implants 2001;16:713–721.

Valentini P, Abensur D, Densari D, Graziani JN, Hammerle C. Histological evaluation of BioOss in a sinus floor elevation and implantation procedure: a human case report. Clin Oral Implants Res 1998;9:59–64.

Velázquez-Cayón R, Romero-Ruizmm, Torres-Lagares D, et al. Hydrodynamic ultrasonic maxillary sinus lift: Review of a new technique and presentation of a clinical case. Med Oral Patol Oral Cir Buccal 2012;17:271–275.

Vercelotti T, Nevins ML, Kim DM, et al. Osseous response following respective therapy with piezosurgery. Int J Periodontics Restorative Dent 2005;25:543–549.

Wallace SS, Froum SJ. Effect of maxillary sinus augmentation on the survival of endosseous dental implants. A systematic review. Ann Periodontol 2003;8:328–343.

Wallace SS, Froum SJ, Cho SS, et al. Sinus augmentation utilizing anorganic bovine bone (BioOss) with absorbable and nonabsorbable membranes placed over the lateral window: histomorphometric and clinical analysis. Int J Periodontics Restorative Dent 2005;25:551–559.

Wallace SS, Mazor Z, Froum SJ, Cho SC, Tarnow DP. Schneiderian membrane perforation rate during sinus elevation using piezosurgery: clinical results of 100 consecutive cases. Int J Periodontics Restorative Dent 2007;27:413–419.

Wallace SS, Tarnow DP, Froum SJ, et al. Maxillary sinus elevation by lateral window approach: evolution of technology and technique. J Evid Based Dent Pract 2012;12:161–171.

Yildirim M, Spiekermann H, Handt S, Edelhoff D. Maxillary sinus augmentation with the xenograft BioOss and autogenous intraoral bone for qualitative improvement of the implant site: a histologic and histomorphometric clinical study in humans. Int J Oral Maxilofac Implants 2001;16:23–33.

第4章

Cassetta M, Ricci L, Lezzi G, Calasso S, Piattelli A, Perrotti V. Use of piezosurgery during maxillary sinus elevation: clinical results of 40 consecutive cases. Int J Periodontics Restorative Dent 2012;32: e182–e188

Cho YS, Park HK, Park CJ. Bony window repositioning without using a barrier membrane in the lateral approach for maxillary sinus bone grafts: clinical and radiologic results at 6 months. Int J Oral Maxilofac Implants 2012;27:211–217

Cortes AR, Cortes DN, Arita ES. Effectiveness of piezoelectric surgery in preparing the lateral window for maxillary sinus augmentation in patients with sinus anatomical variations: a case series. Int J Oral Maxilofac Implants 2012;27:1211–1215.

Del Fabbro M, Testori T, Francetti L, Weinstein R. Systematic review of survival rates for implants placed in the grafted maxillary sinus. Int J Periodontics Restorative Dent 2004;24:565–577.

Jensen J, Syndet-Pederson S, Olivier A. Varying treatment strategies for reconstruction of maxillary atrophy with implants: results in 98 patients. J Oral Maxilofac Surg 1994;52:210–216.

Khoury F. Greffe osseuse en implantologie. Paris: Quintessence International, 2010:230–243.

Nevins M, Fiorellini JP. The maxillary sinus floor augmentation procedure to support implant prostheses. In: Nevins M, Mellonig JT (eds). Implant Therapy. Chicago: Quintessence, 1998:171–194.

Ortiz GA, Wang HL, Galindo-Moreno P, Misch CE, Rudek I, Neiva R. Influence of lateral window dimensions on vital bone formation following maxillary sinus augmentation. Int J Oral Maxilofac Implants 2012;27:1230–1238.

Simunek A, Kopecka D, Brazda T, Somanathan RV. Is lateral sinus lift an effective and safe technique? Contemplations after the performance of one thousand surgeries. Implantol J 2007;6:241–245.

Sohn DS, Moon JW, Lee HW, Choi BJ, Shin IH. Comparison of two piezoelectric cutting inserts for lateral bony window osteotomy: a retrospective study of 127 consecutive sites. Int J Oral Maxilofac Implants 2010;25:571–576.

Tatum H. Maxillary and sinus implant reconstruction. Dent Clin North Am 1986;30:207–229.

Toscano NJ, Holtzclaw D, Rosen PS. The effect of piezoelectric use on open sinus lift perforation: a retrospective evaluation of 56 consecutively treated cases from private practices. J Periodontol 2010;81:167–171.

Wallace SS, Froum SJ. Effect of maxillary sinus augmentation on the survival of endosseous dental implants. A systematic review. Ann Periodontol 2003;8:328–343.

Wallace SS, Froum SJ, Cho SS, et al. Sinus augmentation utilizing anorganic bovine bone (BioOss) with absorbable and nonabsorbable membranes placed over the lateral window: histomorphometric and clinical analysis. Int J Periodontics Restorative Dent 2005;25:551–559.

Wallace SS, Tarnow DP, Froum SJ, et al. Maxillary sinus elevation by lateral window approach: evolution of technology and technique. J Evid Based Dent Pract 2012;Suppl 3:161–171.

第5章

Baldi D, Menini M, Pera F, Ravera G, Pera P. Sinus floor elevation using osteotomes or piezoelectric surgery. Int J Oral Maxilofac Surg 2011;40:497–503.

Bernardello F, Righi D, Cosci F, Bozzoli P, Carlo MS, Spinato S. Crestal sinus lift with sequential drills and simultaneous implant placement in sites with <5 mm of native bone: a multicenter retrospective study. Implant Dent 2011;20:439–444.

Emmerich D, At W, Stappert C. Sinus floor elevation using osteotomes: a systematic review and meta-analysis. J Periodontol 2005;76:1237–1251.

Fu PY. Piezoelectric-assisted osteotome-mediated sinus floor elevation: an innovative approach. Implant Dent 2010;19:299–306.

Fugazzotto P. Immediate implant placement following a modified trephine/osteotome approach: success rate of 116 implants to 4 years in function. Int J Oral Maxilofac Implants 2002;17:113–120.

Garbacea A, Lozada JL, Church CA, Al-Ardah AJ, Seiberling KA, Naylor WP. The incidence of maxillary sinus membrane perforation during endoscopically assessed crestal sinus floor elevation: a pilot study. J Oral Implantol 2012;38:345–359.

Javed F, Romanos GE. Role of implant diameter on long-term survival of dental implants placed in posterior maxilla: a systematic review. Clin Oral Investig 2015;19:1–10.

Jensen OT, Shulman LB, Block MS, Lacono VJ. Report of the sinus Consensus Conference of 1996. Int J Oral Maxilofac Implants 1998;13:11–45.

Kfir E, Kfir V, Eliav E. Minimally invasive antral membrane balloon elevation. Report of 36 procedures. J Periodontol 2007;78:2032–2035.

Kfir E, Kfir V, Mijiritsky E, Rafaeloff R, Kaluski E. Minimally invasive antral membrane balloon elevation followed by maxillary bone augmentation and implant fixation. J Oral Implantol 2006;32: 26–33.

Kim SM, Park JW, Suh JY, Sohn DS, Lee JM. Bone-added osteotome technique versus lateral approach for sinus floor elevation: a comparative radiographic study. Implant Dent 2011;20:465–470.

Kim JM, Sohn D, Heo JU, et al. Minimally invasive sinus augmentation using ultrasonic piezoelectric vibration and hydraulic pressure: a multicenter retrospective study. Implant Dent 2012;21: 536–542.

Lazzara P. The sinus elevation procedure endosseous implant therapy. Curr Opin Periodontol 1996;3:178–183.

Macia Y, Louise F. The Intralift Technique. In: Dibart S, Dibart JP (eds). Practical osseous surgery in periodontics and implant dentistry. Ames: Wiley Blackwell, 2011:147–156.

Nedir R, Nurdin N, Khoury P. Osteotome sinus floor elevation with and without grafting material in the severely atrophic maxilla. A 1-year prospective randomized controlled study. Clin Oral Implants Res 2013;24:1257–1264.

Pjetursson BE, Rast C, Brägger U, Schmidlin K, Zwahlen M, Lang NP. Maxillary sinus floor elevation using the (transalveolar) osteotome technique with or without grafting material. Part I: implant survival and patient's perception. Clin Oral Implants Res 2009;20:667–676.

Pjetursson BE, Tan WC, Zwalen M, Lang NP. A systematic review of the success of sinus floor elevation and survival of implants inserted in combination with sinus floor elevation. J Clin Periodontol 2008;35:216–240.

Rong Q, Li X, Chen SL, Zhu SX, Huang DY. Effect of the Schneiderian membrane on the formation of bone after lifting the floor of the maxillary sinus: an experimental study in dogs. Br J Oral Maxillofac Surg 2015;53:607–612.

Rosen PS, Summers R, Mellado JR, et al. The bone-added osteotomes sinus floor elevation technique: multicenter retrospective report of consecutively treated patients. Int J Oral Maxillofac Implants 1999;14:853–858.

Si MS, Zhuang LF, Gu YX, Mo JJ, Qiao SC, Lai HC. Osteotome sinus floor elevation with or without grafting: a 3-year randomized controlled clinical trial. J Clin Periodontol 2013;40:396–403.

Simon BI, Greenfield JL. Alternative to the gold standard for sinus augmentation: osteotome sinus elevation. Quintessence Int 2011;42:863–871.

Stelzle F, Benner KU. Evaluation of different methods of indirect sinus floor elevation for elevation heights of 10mm: an experimental ex vivo study. Clin Implant Dent Relat Res 2011;13:124–133.

Summers RB. A new concept in maxillary implant surgery: the osteotome technique. Compend Contin Educ Dent 1994;15:152–158.

Tan WC, Lang NP, Zwahlen M, Pjetursson BE. A systematic review of the success of sinus floor elevation and survival of implants inserted in combination with sinus floor elevation. Part II: transalveolar technique. J Clin Periodontol 2008;35:241–254.

Tatum OH. Maxillary and sinus implant reconstructions. Dent Clin North Am 1986;30:207–229.

Tofler M. Osteotome-mediated sinus floor elevation: a clinical report. Int J Oral Maxillofac Implants 2004;19:266–273.

Troedhan AC, Kurrek A, Wainwright M. Biological principles and physiology of bone regeneration under the Schneiderian membrane after sinus lift surgery: a radiological study in 14 patients treated with the transcrestal hydrodynamic ultrasonic cavitational sinus lift (Intralift). Int J Dent 2012;2012:576238.

Troedhan AC, Kurrek A, Wainwright M, Jank S. Hydrodynamic ultrasonic sinus floor elevation: an experimental study in sheep. J Oral Maxillofac Surg 2010;68:1125–1130.

Wainwright M, Troedhan AC, Kurrek A. The IntraLift: a new minimal invasive ultrasonic technique for sinus grafting procedures, implants. Int J Implantol 2007;3:30–34.

Zitzmann NU, Sharer P. Sinus elevation procedures in the resorbed posterior maxilla. Comparison of the crestal and lateral approaches. Oral Surg Oral Med Oral Pathol Oral Radiol 1998;85: 8–17.

第6章

Cote MT, Segelnick SL, Rastogi A, Schoor R. New York State ear, nose and throat specialists views on pre-sinus lift referral. J Periodontol 2011;82:227–233.

Farré-Pagès N, Augé-Castro ML, Alaejos-Algarra F, Mareque-Bueno J, Ferrés-Padró E, Hernández-Alfaro F. A novel trephine design for sinus lift lateral approach. Case report. Med Oral Patol Oral Cir Bucal 2011;16:e79–e82.

Jabbour M, Tourbah B. Preventing and handling complications and failures in pre-implant surgery. J Parodontol Implant Oral 2012;31:277–287.

Jensen J, Sindet-Pedersen S, Oliver AJ. Varying treatment strategies for reconstruction of maxillary atrophy with implants: results in 98 patients. J Oral Maxillofac Surg 1994;52:210–216.

Jensen OT, Shulman OD, Block MS, Iacono VJ. Report of the sinus consensus conference of 1996. Int J Oral Maxillofac Implants 1998;13:11–45.

Kim YK, Hwang JY, Yun PY. Relationship between prognosis of dental implants and maxillary sinusitis associated with the sinus elevation procedure. Int J Oral Maxillofac Implants 2013;28:178–183.

Lee CY, Brisk D. Prolonged pulsatile hemorrhage during the sinus graft procedure: a case report with discussion on intra-operative hemostatic management. Implant Dent 2010;19:189–195.

Moreno Vazquez JC, Gonzalez de Rivera AS, Gil HS, Mifsut RS. Complication rate in 200 consecutive sinus lift procedures: guidelines for prevention and treatment. J Oral Maxillofac Surg 2014;72:892–901.

Nolan PJ, Freeman K, Kraut RA. Correlation between Schneiderian membrane perforation and sinus lift graft outcome: a retrospective evaluation of 359 augmented sinus. J Oral Maxillofac Surg 2014;72:47–52.

Pikos MA. Maxillary sinus membrane repair: report of a technique for large perforations. Implant Dent 1999;8:29–34.

Pjetursson BE, Tan WC, Zwahlen M, Lang NP. A systematic review of the success of sinus floor elevation and survival of implants inserted in combination with sinus floor elevation. J Clin Periodontol 2008;35:216–240.

Pommer B, Ulm C, Lorenzini M, Watzek G, Zechner W. Prevalence, location and morphology of maxillary sinus septa; systematic review and meta-analysis. J Clin Periodontol 2012;39:769–773.

Simunek A, Kopecka D, Brazda T, Somanathan RV. Is lateral sinus lift an effective and safe technique? Contemplations after the performance of one thousand surgeries. Implantol J 2007;6: 241–245.

Strietzel FP. Sinus floor elevation and augmentation. Evidence based analysis of prognosis and risk factors [in German]. Mund Kiefer Gesichtschir 2004;8:93–105.

Tan WC, Lang NP, Zwahlen M, Pjetursson BE. A systematic review of the success of sinus floor elevation and survival of implants inserted in combination with sinus floor elevation. Part II. Transalveolar technique. J Clin Periodontol 2008;35:241–254.

Testori T, Wallace SS, Del Fabbro M. Repair of large sinus membrane perforations using stabilized collagen barrier membranes: surgical techniques with histologic and radiographic evidence of success. Int J Periodontics Restorative Dent 2008;28: 9–17.

Toscano NJ, Holtzclaw D, Rosen PS. The effect of piezoelectric use on open sinus lift perforation: a retrospective evaluation of 56 consecutively treated cases from private practices. J Periodontol 2010;81:167–171.

Wallace SS, Froum SJ. Effect of maxillary sinus augmentation on the survival of endosseous dental implants. A systematic review. Ann Periodontol 2003;8:328–343.

Wallace SS, Mazor Z, Froum SJ, Cho SC, Tarnow DP. Schneiderian membrane perforation rate during sinus elevation using piezosurgery: clinical results of 100 consecutive cases. Int J Periodontics Restorative Dent 2007;27:413–419.

Weitz DS, Geminiani A, Dimitrios EV, Ercoli C, Caton JG. The incidence of membrane perforation during sinus floor elevation using sonic instruments: a series of 40 cases. Int J Periodontics Restorative Dent 2014;34:105–112.

Ziccardi VB, Norman JB. Complications of maxillary sinus augmentation. In: Jensen OT (ed). The Sinus Bone Graft. Chicago: Quintessence 1998:201–207.